THOMAS KNUBBEN
FRANZ ANTON MESMER

Wir irren allesamt,
nur jeder irrt anders.
Georg Christoph Lichtenberg

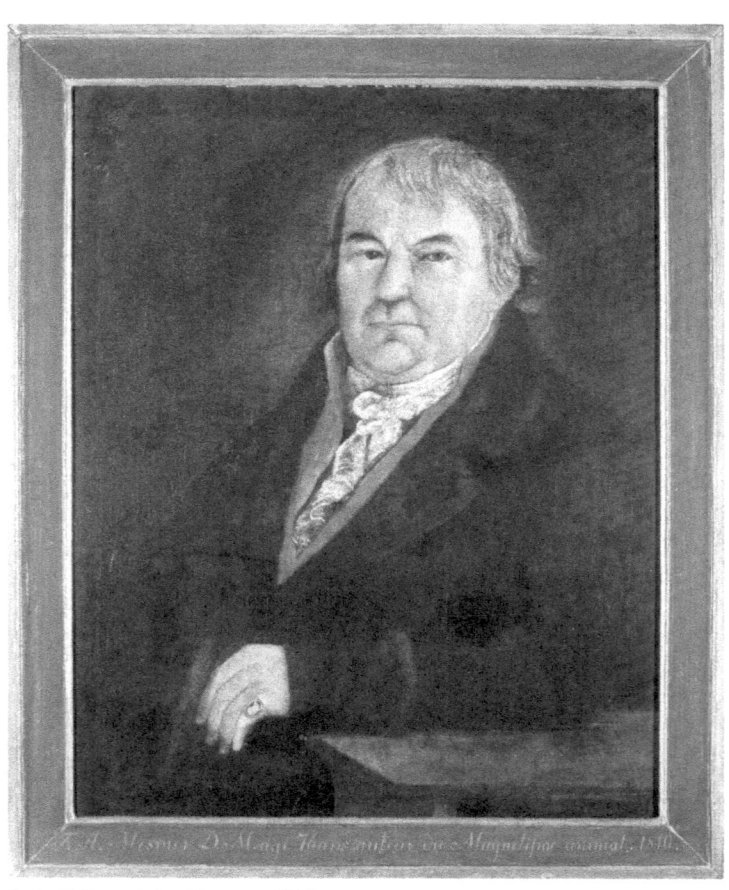

Portrait Franz Anton Mesmer, 1810

THOMAS
KNUBBEN

FRANZ ANTON MESMER
ODER DIE ERKUNDUNG DER DUNKLEN SEITE DES MONDES

HIRZEL

Der Autor:
Thomas Knubben studierte in Tübingen und Bordeaux Geschichte, Germanistik und Empirische Kulturwissenschaft und promovierte in Essen. Seit 2003 ist er Professor für Kulturwissenschaft und Kulturmanagement an der Pädagogischen Hochschule in Ludwigsburg. Seine Veröffentlichungen schlagen die Brücke zwischen Kulturgeschichte, Kulturmanagement, Literatur und Kunst. Thomas Knubben ist Mitglied im PEN.

Bibliografische Information der Deutschen Nationalbibliothek
Die Deutsche Nationalbibliothek verzeichnet diese Publikation in der Deutschen Nationalbibliografie; detaillierte bibliografische Daten sind im Internet unter https://portal.dnb.de abrufbar.

Jede Verwertung des Werkes außerhalb der Grenzen des Urheberrechtsgesetzes ist unzulässig und strafbar. Dies gilt insbesondere für Übersetzungen, Nachdruck, Mikroverfilmung oder vergleichbare Verfahren sowie für die Speicherung in Datenverarbeitungsanlagen.

1. neu gestaltete Auflage 2022
Originalausgabe Klöpfer & Meyer, Tübingen 2015
ISBN 978-3-7776-3045-8 (Print)
ISBN 978-3-7776-3114-1 (E-Book, epub)

In der Reihe »Literarisches Sachbuch«
ISSN 2747-3279 (Print)
ISSN 2747-3287 (E-Book, epub)

© 2022 S. Hirzel Verlag GmbH
Birkenwaldstraße 44, 70191 Stuttgart
Printed in Germany
Redaktion und Korrektorat: Waldemar Wolf, Ludwigsburg
Einbandgestaltung: Christiane Hemmerich, Tübingen
Satz: Satzpunkt Ursula Ewert GmbH, Bayreuth
Druck und Bindung: CPI books GmbH, Leck

www.hirzel.de

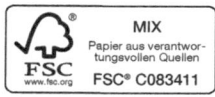

VORWORT

Franz Anton Mesmer ist eine legendäre Gestalt, ein berühmter Arzt und Mitbegründer moderner psychotherapeutischer Heilmethoden. Mit der öffentlichen Vorführung seiner Heilkünste erweckte er ab 1775 das Interesse der Öffentlichkeit in den deutschsprachigen Ländern. Durch seinen Umzug nach Paris 1778 wurde er sehr bald auch international bekannt. Die Sammlung von mesmerischen Heilungen und Diskussionen, die dort bis 1787 zusammengetragen wurde und sich heute in der Bibliothèque Nationale befindet, füllt allein 14 große Bände mit jeweils 1.000 Seiten.

Seitdem sind unzählige Beiträge zu Mesmer und dem Mesmerismus u.a. in Frankreich, England, Spanien und Italien, in den Niederlanden, Schweden, Ungarn, Griechenland, in den USA und Kanada, Uruguay und Thailand erschienen. Sie beschäftigen sich mit verschiedenen Aspekten von Mesmers Leben und Lehre: zuvorderst mit medizinischen Problemen, dann aber auch mit naturwissenschaftlichen Überlegungen sowie mit philosophischen Fragen und politisch-gesellschaftlichen Zusammenhängen.

Franz Anton Mesmer ist ein Kind der Aufklärung. In der Zeit zwischen 1750 und 1780, als Mesmer seine Studien absolvierte und seine Theorie vom *Animalischen Magnetismus* entwickelte, erlebte die Aufklärung ihren Höhepunkt. Deren Anliegen bestand darin, Licht ins Dunkel der Unwissenheit zu bringen. Die Erscheinungen der Welt sollten von Grund auf hinterfragt und allein mit Mitteln des Verstandes und der Vernunft erklärt werden. Die Theologie als Leitwissenschaft wurde abgelöst durch die Naturwissenschaften, insbesondere die Physik. Der Mensch mit seinen natürlichen Rechten und Freiheiten rückte ins Blickfeld. Seine Lebenschancen sollten verbessert und die Gesellschaft insgesamt auf der Basis der gewonnenen Erkenntnisse neu organisiert werden. Mesmer wird von diesen Aufbrüchen stark beeinflusst. Als Arzt ist er bemüht, die begrenzten zeitgenössischen Heilmethoden durch neue Ansätze zu erweitern. Sein besonderes Augenmerk gilt dabei den Nervenleiden. Deren Ursachen sind noch weitgehend unbekannt, die Therapien hoch umstritten. Mesmer versteht sich im Kern als ein Naturwissenschaftler. Seine Heilmethode überwindet die alten medizinischen Ansätze. Geleitet wird er bei seinen Überlegungen von den neuesten Erkenntnissen der Physik.

Mesmer nannte sein Heilkonzept *Animalischen Magnetismus*. In der Benennung wird bereits der Bezug zum Phänomen des Magnetismus deutlich. Natürliche Magnetsteine waren schon in der Antike bekannt, seit dem 12. Jahrhundert konnte man auch künstliche Magnete herstellen, indem man Stahl mit einem Magnetstein bestrich. Die Wirkungskräfte waren ebenso geheimnisvoll wie faszinierend. Magnete wurden daher seit dem ausgehenden Mittelalter von berühmten Ärzten wie Paracelsus gerne therapeutisch genutzt. Noch größer war die Faszination, die von der Entdeckung der Elektrizität ausging. Seit etwa 1675 kannte man Elektrisiermaschinen, mit denen sich Reibungselektrizität künstlich herstellen ließ, seit 1744 wurden sie auch medizinisch zur Auflösung von Stauungen der Körpersäfte eingesetzt.

Mesmer nutzte zu Beginn seiner medizinischen Karriere sowohl künstliche Magnete wie Elektrisiermaschinen bei seinen Behandlungen. Später verzichtete er darauf, übertrug aber die Prinzipien der Elektrizität in sein Konzept – das Phänomen des unsichtbaren Stroms, die Möglichkeit der Speicherung von Energie in der Leydener Flasche und die Übertragung von Elektrizität in Menschenketten.

Mesmers Domäne als Arzt waren die Nervenkrankheiten. Damit waren Leiden gemeint, für die es keine äußeren Einwirkungen wie etwa Verletzungen oder erkennbare organische Gründe gab. Als Ursache wurden vielmehr, der herrschenden Säfte-Lehre entsprechend, Störungen der inneren Harmonie angenommen. Eine entscheidende Rolle hierbei wurde dem Nervensystem zugeschrieben. Dieses dachte man sich ähnlich wie den Blutkreislauf als ein Röhrensystem, durch das ein *Nervenfluidum* floss. Äußere Anzeichen für die Befindlichkeit der Patienten waren nervöse Zuckungen oder Krämpfe und der Gesichtsausdruck, die Physiognomie. Aus ihr glaubte man nicht nur auf mögliche Leiden, sondern auch auf den Charakter der Menschen schließen zu können. Ein Beispiel hierfür sind die berühmten Charakterköpfe von Franz Xaver Messerschmidt. Mesmer lernte den Bildhauer in Wien kennen und beauftragte ihn mit einer Büste von sich selbst und einer Brunnengruppe für seinen Garten. Mesmer und Messerschmidt, 1794 als Busenfreunde beschrieben, scheinen wechselseitig beeinflusst worden zu sein – Mesmer durch die physiognomische Sensibilität des Bildhauers und Messerschmidt durch die medizinischen Vorstellungen des Arztes.

Während die Zeitgenossen Mesmers konkrete Heilerfolge zumeist anerkannten, blieb das Erklärungsmodell für sein Tun höchst umstritten. Mesmers Grundidee ist der Einfluss der Planeten auf den menschlichen Körper. Sein Kerngedanke dabei: Wenn Sonne und Mond aufgrund der Gravitationskräfte Ebbe und Flut erzeugen können, dann sind sie auch in der Lage, auf Lebewesen Einfluss zu nehmen und die Körpersäfte aufwallen und auch wieder beruhigen zu können. Dafür braucht es aber ein Medium. Mesmer denkt es sich als ein *Fluidum*, als eine flüchtige, quasi gewichtslose Materie. Sie kann nach seinen Vorstellungen zwischen allen Körpern, den Gestirnen und der Erde, zwischen organischen und anorganischen Substanzen, vor allem aber zwischen den Menschen ausgetauscht werden. Diesen Austausch bezeichnet Mesmer als Magnetisieren. Er führt seiner Theorie zufolge ähnlich wie die Reibungselektrizität zu einer Aufladung der Körper mit magnetischer Energie und bewirkt in den Körpern von kranken Menschen die Lösung von Blockaden als Ursache aller Krankheiten. Die Bezeichnung *Animalischer Magnetismus* ist unglücklich gewählt, denn Mesmers Überlegungen zielen weder auf etwas Animalisches oder Tierisches, noch haben sie mit dem herkömmlichen Magnetismus, der von natürlichen Magnetsteinen oder Stahlmagneten ausgeht, zu tun. Was Mesmer im Blick nahm, sind die elementaren *Lebensgeister*, d. h. die psychische Verfassung der Menschen. Und was er entdeckte, ist im Kern die Kraft der Suggestion und die Methode der Hypnose. Sie erlaubten ihm, Menschen insbesondere mit psychosomatischen Leiden wirkungsvoll zu heilen.

Mesmer verband in seinen magnetischen Kuren verschiedene therapeutische Ansätze: Zum einen strich er mit seinen Händen über den Körper der Patienten und insbesondere über die Körperteile, an denen Beschwerden auftraten. Dies konnte durch unmittelbare Berührung oder auch mit einem kleinen Abstand den Körper entlang geschehen. Zum anderen fixierte er die Patienten mit seinen Augen oder seinem Magnetisierstab und versetzte sie so in einen hypnotischen Zustand, aus dem sie wieder entspannt erwachten. Die spektakulärste Methode aber war die Gruppierung mehrerer Patienten rund um das *Baquet*, den von ihm entwickelten Heilzuber. Vom Baquet, das von Mesmer als ein Speicher magnetischer Energie angesehen wurde, gingen Schnüre aus, mit denen sich die Patienten verbanden, um die empfangene Energie weiterzuleiten. Zusätzliche Eisenstäbe wurden direkt auf kranke Stellen des Körpers gerichtet und sollten so Hilfen bringen. Das einzige Baquet, das sich aus Mesmers Pariser Zeit erhalten hat, befindet sich heute im Medizinhistorischen Museum von Lyon.

Physikalisch betrachtet war das Baquet Unsinn, aber es funktionierte dennoch. Zahlreichen Berichten zufolge wurden die Patienten von Impulsen ergriffen und durchströmt. Sie fielen teilweise in

Ohnmacht von den Stühlen und erlebten die Krise, die Mesmer vorausgesagt hatte und die er als Voraussetzung für eine Heilung begriff. Mesmers Baquet hatte weitreichende Folgen: Es wurde in seinem Setting sowohl Ausgangspunkt für Gruppentherapien wie Muster für esoterische Seancen.

Mesmers Theorie des Animalischen Magnetismus beruhte auf einem Irrtum. Jene besondere physikalische Substanz (Fluidum), die als eine kosmische Kraft die Befindlichkeit von Mensch und Tier beeinflussen soll, gibt es nicht; sie wurde zumindest nie nachgewiesen. Und doch hat Mesmer in zweierlei Hinsicht ein besonderes Gespür bewiesen und auf lange Sicht einen wichtigen Weg für die Behandlung und Heilung von Krankheiten aufgezeigt. Wie sich nach seinem Tod zeigen sollte, gibt es eine Fülle von physikalischen Phänomenen, insbesondere Strahlungen, die Mesmer und seinen Zeitgenossen noch nicht bekannt waren. Sie wurden erst im Laufe des 19. und 20. Jahrhunderts entdeckt und in ihrer Wirkungsmächtigkeit erkannt. Dazu gehören etwa elektromagnetischen Wellen wie die Röntgenstrahlen und das Phänomen der Radioaktivität. Mesmer steht insofern am Anfang einer Entwicklung, in deren Verlauf der Mensch immer mehr durchleuchtet wurde und der Traum der Aufklärung, Licht ins Dunkle zu bringen, bis hin zur Entschlüsselung des genetischen Codes des Menschen allmählich realisiert wurde.

Die wirkliche Bedeutung von Mesmer liegt jedoch nicht in seinem Heilkonzept, sondern in seiner Heilpraxis. Sowohl in seinen Einzelbehandlungen wie in seinen Gruppentherapien rund um das Baquet gelang es Mesmer, Patienten von psychischen und psychosomatischen Leiden zu befreien. Mit seinem Ansatz wurde er so zum Mitbegründer der Psychotherapie. Die Methode, die er dafür anwandte, war nach heute verbreiteter Auffassung die (Auto)Suggestion oder Hypnose. Durch sie konnte er die Aufmerksamkeit der Patienten auf ihre eigene Befindlichkeit richten und bestehende psychische Blockaden und davon herrührende körperliche Probleme erfolgreich behandeln.

Außerdem wurde Mesmer zu einem großen Inspirator für die Literatur des 19. und 20. Jahrhunderts. Seine Überlegungen zur Magie der Natur und zum Charakter zwischenmenschlicher Beziehungen regten viele bedeutende Autoren an. Insbesondere Jean Paul, E.T.A. Hoffmann und Heinrich von Kleist, aber auch Charles Dickens, Honoré de Balzac, Edgar Allen Poe und selbst Popbands wie Pink Floyd wurden direkt oder indirekt von Mesmers Leben und Werk inspiriert. Der Titel ihres berühmten Albums *The Dark Side oft the Moon* geht auf einen Aphorismus von Mark Twain zurück, wonach jeder Mensch ein Mond sei, der eine dunkle Seite habe, die er niemandem zeige. Twain hatte sich, wie er in seiner Autobiographie berichtet, in jungen Jahren bei einer öffentlichen mesmerischen Veranstaltung als Testperson zur Verfügung gestellt. Er glaubte zwar nicht an das Verfahren, setzte Mesmer aber gleichwohl in seinem berühmten, Jahrzehnte später verfassten Roman *Die Abenteuer des Huckleberry Finn* wie viele andere Schriftsteller und Schriftstellerinnen zuvor und danach ein literarisches Denkmal.

1
DAS VERMÄCHTNIS

Das Ende kam schnell, aber nicht unerwartet. Am 5. März 1815, morgens um Viertel vor Elf, raffte ihn der *Schlagfluss* dahin. Sein Schweizer Altersfreund und Kollege Dr. Heinrich Hirzel sah sich »vom Schicksal bestimmt, dem größten der Menschen, welchen je Jahrhunderte geboren haben, die Augen zu schließen«. Seine Kräfte hatten sich in unendlichen Auseinandersetzungen mit Anhängern und Gegnern erschöpft. Sein Lebensfeuer, das Wechselspiel von physischer und psychischer Energie, war erloschen, sein Lebensfaden endgültig abgerissen. Das Werk jedoch war vollendet, in dem Maße vollendet, wie es von ihm überhaupt vollendet werden konnte. Sein Vermächtnis war, im doppelten Sinn, geschrieben.

Er hatte seine Sachen wohl geordnet. Noch im Tod erwies er sich dabei als ein ebenso bescheidener wie neugieriger Mann. Ein Aufklärer bis ins Grab hinein. Denn er bestimmte in seinem nur wenige Monate zuvor verfassten Testament, dass er wünsche, da er »im Leben kein Amt oder Titel geführt habe, (…) wie ein jeder gemeine Mann beerdigt zu werden«. Er verlangte aber auch, »daß vorher mein Körper aufgeschnitten und geöffnet werde, und besonders in der Gegend der Blase gesehen werde, was die Ursache des vieljährigen Leidens gewesen« sei.

Noch im Tod wollte Franz Anton Mesmer, Sohn eines Försters des Fürstbischofs von Konstanz, Doktor der Philosophie der Universität Ingolstadt sowie Doktor der Medizin der Universität Wien, weltberühmter Arzt und hochumstrittener Forscher, Entdecker des von ihm so genannten *Animalischen Magnetismus*, den Dingen auf den Grund gehen, wollte wissen, welche organischen Gründe sein Leiden gehabt hatte, wollte empirisch überprüft haben, ob seine Vermutung, dass es an der Blase gelegen habe, tatsächlich zutraf.

Sein letzter Wille geschah. Ihm wurde nicht nur ein einfaches Grab zugewiesen, auch die geforderte Sektion wurde vorgenommen. Und tatsächlich konnte der Landchirurg Maurer feststellen, dass »sich die Blase sehr krankhaft zeigte und solche Zeichen schon älteren, starken Leidens sich vorfanden, daß sich zu verwundern ist, wie er«, Mesmer, »sich dabei so lange hat erhalten können«.

Das Ergebnis verwundert nicht, und noch weniger die Überraschung des Pathologen. Denn kaum ein Jahrzehnt zuvor war Friedrich Schiller genau dasselbe widerfahren. Auch sein Körper war geöffnet worden, bei ihm hatte man gleichfalls die Ursache seines Ablebens erfahren wollen, und auch bei ihm zeigte man sich vom Obduktionsbefund verblüfft. Die Lunge erwies sich »brandig, breiartig und ganz desorganisiert«, das Herz »ohne Muskelsubstanz«, die Gallenblase und die Milz unnatürlich vergrößert, die Nieren »in ihrer Substanz aufgelöst und völlig verwachsen«. Der Obduzent kam folglich zu der fast wortgleichen Schlussfolgerung: »Bei diesen Umständen muß man sich wundern, wie der arme Mann so lange hat leben können.«

Der übereinstimmende Befund dürfte freilich weniger am gleichermaßen fatalen Zustand der beiden Körper gelegen haben als vielmehr am fatalen Zustand der zeitgenössischen Medizin. Ihre Kenntnisse von der Beschaffenheit der menschlichen Organe und deren Zusammenspiel war noch nicht gesättigt, ihre Erfahrung in der pathologischen Analyse noch nicht ausgereift, ihre Diagnostik noch recht unsicher. Der menschliche Körper war in weiten Teilen unergründetes Terrain, ein differenziertes System der Krankheiten noch nicht entwickelt, das Instrumentarium der medizinischen Intervention vielerorts auf Schröpfen und Aderlass beschränkt. Zwar war das Präparieren menschlicher Körper mittlerweile in die Ausbildung der angehenden Ärzte aufgenommen worden – von Schiller selbst ist das betont sachliche Protokoll einer Leichenöffnung überliefert, die er auf der Karlsschule an einem Mitschüler hatte vornehmen müssen, der mit 17 Jahren an Lungentuberkulose und Herzbeutelentzündung gestorben war –, doch kam solchen Erkundungen nur eine Nebenrolle in dem ansonsten weitestgehend theoretisch angelegten Studium zu. Noch war die aus der Antike überkommene *Humoralpathologie* oder *Lehre von den vier Säften* maßgeblich, wonach gelbe und schwarze Galle, Blut und Schleim als die Lebensträger im Körper galten. Galen von Pergamon hatte das hippokratische Konzept in ein geschlossenes System überführt und die vier Körpersäfte, den Vorgängern folgend, den vier Jahreszeiten und den vier Lebensphasen von Kindheit, Jugend, Mannes- und Greisenalter zugeordnet, darüber hinaus aber auch noch durch die vier Elemente und die vier Temperamente ergänzt. Das System war so elegant und deshalb so plausibel, dass daraus bis ins 19. Jahrhundert hinein kein Entkommen war. Vor allem war es nach allen Seiten hin anschlussfähig. Es konnte theologisch durch die vier Evangelien, geografisch durch die vier Himmelsrichtungen, in der Ernährungslehre durch die vier Geschmackswahrnehmungen und musikalisch durch die vier Kirchentonarten ergänzt werden.

In diesem Konzept der Humoralpathologie kam alles darauf an, die Säfte, denen spezifische Eigenschaften von warm oder kalt und trocken oder feucht zugeordnet wurden, in der Balance zu halten. Blut galt als warm und feucht, Schleim hingegen als kalt und feucht, die gelbe Galle war trocken und warm, die schwarze Galle trocken und kalt. Der Mensch war gesund, wenn die Säfte in einem ausgewogenen Verhältnis waren. Wurde er krank, musste die Harmonie des Körpers durch eine *Dyskrasie*, ein Ungleichgewicht der Körpersäfte, gestört sein, und es galt, die Balance durch die Gabe von Arzneien, durch eine veränderte Ernährung und, wenn es unausweichlich war, durch chirurgische Eingriffe wiederherzustellen. Die Verabreichung von Brech- und Abführmitteln zur Ausschüttung der Gallenflüssigkeit oder der Aderlass zur Reduktion eines Übermaßes von Blut waren deshalb probate Mittel.

Schillers 1780 in Latein verfasste Dissertation *Über den Unterschied entzündlicher und fauliger Fieber* ist noch tief durchdrungen von der Viersäftelehre. Die Entstehung des heißen oder entzündlichen Fiebers schreibt er einer »Blutüberfülle« zu, die den Druck auf die Gefäßwände verstärke und langfristig zu einer Stauung in den Adern führe. Sie sei durch das Ansetzen von Blutegeln oder eben durch Aderlass zu kurieren. Das kalte Fieber hingegen rühre von »Entartungen der Säfte her«, die durch faulige Gallenflüssigkeit, Eiterabfluss aus Geschwüren oder Störungen des Verdauungsapparats entstünden. Hier sei die Gabe eines Brechmittels angezeigt.

Mesmer wie Schiller, beide ausgebildete Mediziner, waren in diesem aus der Antike überlieferten, in der Frühen Neuzeit verfeinerten medizinischen System unterrichtet worden. Schiller hatte sich eine Zeit lang sogar mit dem Gedanken getragen, »Professor in der Physiologie und Medicin zu werden«, sich dann aber doch bald der Schriftstellerei zugewandt. Dass er in seinen Plänen die Medizin mit der Physiologie verbindet und bei dieser Gelegenheit auch erklärt, diese »durchstudieren« zu wollen, deutet an, dass er für sich und wohl auch für seine Kollegen noch erheblichen Aufklärungsbedarf sah. Für Mesmer hingegen wurde die Medizin Profession und die herrschende Medizintheorie Hintergrund und Herausforderung für seine eigenen waghalsigen wie wegweisenden Spekulationen.

Mesmers Lehren waren Zeit seines Lebens hoch umstritten. Immerhin hatte er im Dezember 1814, nur wenige Monate vor seinem Tod, noch sein letztes Werk, sein wissenschaftliches Vermächtnis, entgegennehmen können: *Mesmerismus Oder System der Wechselwirkungen, Theorie und Anwendungen des thierischen Magnetismus als die allgemeine Heilkunde zur Erhaltung des Menschen*. Er hatte es auf Französisch verfasst, viele Jahre war es als Manuskript dagele-

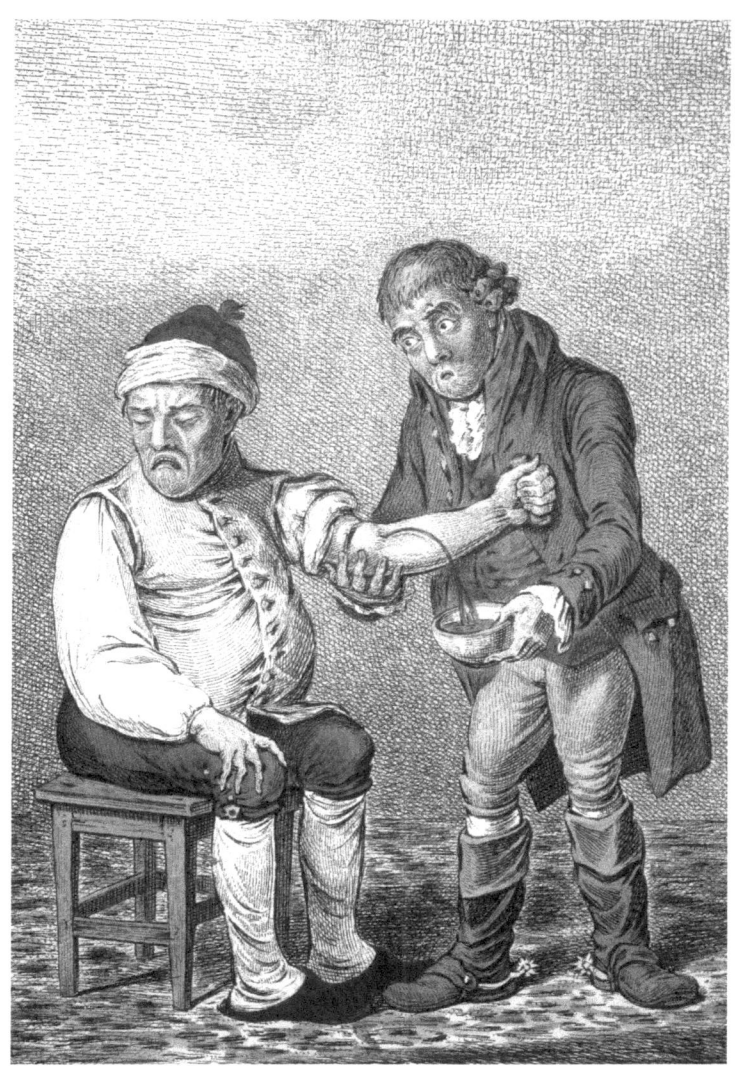

Ein Kranker wird von seinem Arzt zur Ader gelassen.
Radierung von J. Sneyd nach James Gillray, 1804

gen, mehrfach von Verlegern abgelehnt worden. Nun aber war ein Adept seiner Lehre, Karl Christian Wolfart, eigens aus Berlin angereist, hatte es übersetzt und in der berühmten Nicolaischen Buchhandlung untergebracht. Sein eigenes Menschsein hatte Mesmer nicht mehr zu erhalten vermocht, Anregungen und Anleitungen für andere hinterließ er aber zuhauf. Sie sollten erst allmählich ihre Wirkkraft entfalten, heftig diskutiert, oftmals auch diffamiert, letztlich aber, wenn nicht in ihrer ganzen vorgelegten Systematik anerkannt, so doch als Ausgangspunkt für weitergehende Überlegungen und Konzepte insbesondere der Hypnose- und der Psychotherapie höchst wertgeschätzt.

Justinus Kerner, der Arzt und Dichter aus Weinsberg, der als junger Mediziner in Tübingen bereits Hölderlin pharmakologisch behandelt hatte und Mesmers Hinterlassenschaften Mitte des 19. Jahrhunderts, als der gänzlich in Vergessenheit zu gelangen drohte, in einem Erinnerungsband versammelte, nannte Mesmer einen »merkwürdigen, ja mißkannten Mann«, einen Märtyrer gar der »von ihm zuerst erkannten Naturwahrheit«. Auf seinem Grab sprossen, als Kerner es besuchte, »keine Blumen, nur Gras und Dornen, ward ihm ja selbst im Leben mehr die Dornenkrone als der Lorbeer zu Theil«.

Wer war dieser merkwürdige Franz Anton Mesmer? Was hat es mit dem *mißkannten* Mann auf sich? Wie kam es, dass er als Wunderheiler gepriesen und als Scharlatan und Spekulant abgetan wurde? Und was ist von ihm, von seinen Impulsen und Theorien geblieben?

Über sein Äußeres informieren eine Aufenthaltserlaubnis von Paris aus dem Jahr 1798 und ein Ölbild von 1810. Mesmer war demnach 1 Meter 76 groß, hatte braune Augen, mit 64 Jahren auch noch braune Haare und braune Augenbrauen, ein volles Gesicht, ein echtes Doppelkinn, eine hohe Stirn sowie Nase und Mund von mittlerer

Größe. Noch im Alter von knapp 80 Jahren erweckte er den »Eindruck eines Mannes von körperlicher und geistiger Kraft, Festigkeit des Willens und einer mit Ernst gepaarter Menschenfreundlichkeit«. So jedenfalls erschien er Justinus Kerner auf dem Ölbild, das er ein halbes Jahrhundert nach Mesmers Tod bei dessen Verwandten aufspürte und das er »für Geld und gute Worte« an sich brachte. Das Ölgemälde kann nach Ausweis von Kerners Zeitgenossen, die Mesmer noch persönlich gekannt haben, als einziges Porträt des alten Mannes gelten, das ihm in Physiognomie und Ausdruck nahe kam. Für den jüngeren Mesmer, den gerade promovierten Arzt im Alter von 36 Jahren, gibt es hingegen eine Büste seines Landsmannes und Freundes Franz Xaver Messerschmidt aus dem Jahr 1770. Sie zeigt einen ehrgeizigen, selbstbewussten, aufstrebenden Mann, der unlängst eine gute, ja eine sehr gute Partie gemacht hatte und sich nun anschickte, die Wiener Gesellschaft zu erobern.

In den vierzig Jahren zwischen diesen beiden Porträts, von 1770 bis 1810, entfaltet sich ein Leben, das »an den Himmel hinauf« und »in den Meeresgrund hinab«, zu größten Triumphen und schlimmsten Demütigungen, zu immensem Reichtum und aberwitzigen finanziellen Verlusten, an die überladenen Tafeln von Fürsten und in die Kargheit eines Gefängnisses führte.

Mesmers Biografie ist exemplarisch für das Zeitalter der Aufklärung. Sie zeugt von einem unerhörten Drang zur Verwirklichung der eigenen Ideen. Hier wagt es einer, seinen eigenen Verstand zu gebrauchen, Grenzen der Herkunft zu überwinden, seinem Leben ungeheuren Schwung zu verleihen. Zugleich trägt die Biografie Züge des Schicksalhaften, eines Geworfenseins in die Mühlen einer Zeit, der manches dämmert, in der vieles aber auch schemenhaft bleibt und mancher Höhenflug in einen grotesken Absturz mündet. Talent wird zu Tragik, Begabung zu Verblendung, der exzessive Gebrauch der Vernunft zur Unvernunft, das Festhalten an der einen

Idee zum Verlust an neuer Imagination und geistiger Freiheit. Es ist diese dialektische Dimension der Aufklärung, die Mesmer zu einem interessanten, ja paradigmatischen Fall macht.

Zeitlebens hat er sich für seine Idee des *Animalischen Magnetismus* aufgerieben, hat sich geradezu versteift darauf. Was präzise darunter zu verstehen war, hat er indes nie ganz eindeutig erklären können, vor allem hat er es nie vermocht, diese seine Entdeckung einwandfrei zu belegen. Und doch hat er Epoche gemacht, hat ein bereits aufgeregtes Zeitalter förmlich magnetisiert, es noch aufregender und noch aufgeregter gemacht.

Als Mesmer 1734 geboren wurde, nahm die Aufklärung gerade ihren Anfang, als er 1815 starb, ging eine Epoche des Umbruchs zu Ende, kam ein Kontinent nach langen Jahren von Revolution und Krieg ganz allmählich wieder zur Ruhe. Mesmers Leben entfaltete sich weitgehend parallel zu seinem Zeitalter. Er nahm die Impulse der Aufklärung, ihre philosophischen und naturwissenschaftlichen wie ihre gesellschaftspolitischen Ansätze, mit Begierde auf und nützte die Gelegenheiten, die sich ihm für sein Fortkommen boten, mit einigem Geschick und Ausdauer. Mit der Revolution von 1789 sank auch sein Stern. Den Verwicklungen, die in ihr und mit ihr drohten, entzog er sich durch den geordneten Rückzug in die Provinz. Der Mann, dessen Ideen und Konzepte in tausenden von Flugschriften und Artikeln verhandelt worden waren, wurde plötzlich unsichtbar, verschwand so vollkommen von der öffentlichen Bühne, dass ihn die Berliner Akademie der Wissenschaften, als sie sich 1812 wieder mit ihm und seiner Lehre beschäftigte, erst einmal in seiner Schweizer Einsiedelei aufstöbern musste.

Mesmer hatte zu diesem Zeitpunkt seinen inneren wie äußeren Frieden gefunden. Er war – anders, als es die Legende lange wollte – auch am Ende seines Lebens ein vermögender, im Vergleich zu seiner Herkunft sogar ein reicher und gesellschaftlich anerkannter

Mann. Er verbrachte seine letzten Monate wohlversorgt im Spital in Meersburg, in dem Ort also, wo seine Eltern geheiratet und er seine ersten großen öffentlichen Erfolge gefeiert hatte und wohin er immer wieder zurückgekehrt war, wenn ihm der Wind zu sehr ins Gesicht geblasen hatte. Hier konnte er schließlich in der Nähe seiner Nichten und Neffen, denen er sein ganzes Vermögen vererbte, zur Ruhe, der letzten und der allerletzten, kommen. Seine Hinterlassenschaft musste den Erben in Meersburg wie ein Geschenk des Himmels und als ein Wink aus einer anderen Welt erscheinen. Zwar war das Millionenvermögen, über das Mesmer in seinen besten Zeiten in Paris verfügt haben soll, längst verloren gegangen, doch verwies sein Hausstand hie und da noch auf jene vergangene Zeit, die weit vom Erfahrungsraum der Meersburger entfernt war.

Das gilt erstaunlicherweise nicht für seinen Bücherbesitz. Hier hatte Mesmer gerade mal »Acht Bände von verschiedenen Schriftstellern« in seiner Pfründnerstube bewahrt, ein kleines Indiz dafür vielleicht, dass seine intellektuellen Interessen im Laufe der Zeit doch weitgehend eingeschlafen waren und er sich zuletzt mit der Lektüre der »Allgemeinen Zeitung« begnügte. Dass es mit ihm schon einmal anders bestellt war, er vornehmeren Umgang gepflegt hatte, davon zeugten neben Goldener Taschenuhr und Fingerring mit antiker Gemme insbesondere sein Kleiderbestand und sein edles Geschirr. Mit zwölf Röcken in allerlei Farben von Violett über Königsblau und Dunkelgrün bis Grau und Schwarz, teilweise mit Pelz besetzt, sowie mit Westen und Gilets aus Samt und Seide, Atlas und Musselin, silberbestickt, gestreift und gepunktet, dazuhin achtunddreißig Hemden und allen zugehörigen Accessoires von Tüchern und Schnallen zeigt sich Mesmer wahrlich herrschaftlich ausgestattet. Auch sein Hausrat umfasste, obwohl zuletzt nur noch Bewohner einer Pfründnerstube, alles, was ein Mann von seinem Rang und seiner Kultur beanspruchen durfte – eine eigene Kutsche, Silbergeschirr, Schokoladenkanne und Konfektteller, Ölbilder, darunter das eigene Porträt, sowie allerlei Kupferstiche. Das eigentümlichste und wertvollste Objekt in seiner Hinterlassenschaft war eine »Harmonika mit Glas«. Mit der wussten die Erben freilich am wenigsten anzufangen, sie haben sie sogleich für 88 Gulden, den Preis von zwei Pferden, verkauft. Die sechs Erben konnten mit ihrem Onkel zufrieden sein, zumal sie auch noch von den 3.000 Francs profitierten, die die französische Regierung ihm als Leibrente ausgesetzt hatte.

Viel wichtiger freilich als die materielle Hinterlassenschaft war sein medizinisches und kulturelles Vermächtnis. Hier war ihm vergönnt, die Summe seiner Erfahrungen und Erkenntnisse für die Berliner Akademie noch einmal zusammenzufassen und damit den letzten Stand seiner Erkundungen mitzuteilen. Um sie verstehen zu können und um begreifen zu lernen, warum dieser Mann die ganze Generation seiner Zeitgenossen und auch seine Nachwelt bis heute fasziniert und beschäftigt hat – Musiker wie Mozart und Gluck und Haydn, Philosophen wie Hegel und Schopenhauer, Mediziner wie Christoph Wilhelm Hufeland, den Chef der Berliner Charité, und Samuel Hahnemann, den Erfinder der Homöopathie, Schriftsteller wie Jean Paul und Heinrich von Kleist, E.T.A. Hoffmann und Edgar Allen Poe, Charles Dickens und Victor Hugo –, um dies nachvollziehen zu können, muss man seinen turbulenten Lebensweg vor dem Horizont seiner turbulenten Zeit nachzeichnen. Und auch dann bleibt er nicht weniger verblüffend.

2
EINE EXZENTRISCHE LEBENSBAHN

Mesmers ungeheure Karriere nahm einen langen Anlauf, bis sie endlich in Schwung kam. Dass sie überhaupt einen Anlauf nehmen konnte, ist erstaunlich genug. Denn als Sohn eines einfachen Försters wäre es das Naheliegende gewesen, dass er selbst wieder Förster geworden wäre, nicht nur weil es der Vater, sondern weil es auch schon der Großvater gewesen war. Oder aber ein Handwerk zu erlernen wie in der Familie von mütterlicher Seite. Im besten Fall war bei dieser Abkunft, sofern das nötige Talent vorhanden war, zu hoffen gewesen, dass er zunächst eine höhere Schule hätte besuchen und anschließend auf Kosten des apostolischen Landesherrn ein Studium der Theologie hätte absolvieren dürfen. Am Ende wäre es dann auf eine Stelle als Dorfpfarrer in irgendeinem Flecken in der großen Diözese hinausgelaufen. Und wenn es zur Theologie nicht gereicht hätte, dann hätte er eben Schullehrer irgendwo und Organist oder kleiner Dienstmann in einer kleinen Amtsstube werden können. Das war das Höchste, was sich einer wie Franz Anton Mesmer, geboren am 23. Mai 1734 in dem kleinen Dörfchen Iznang am Bodensee nahe bei Radolfzell als drittes Kind eines Försters und gehorsamen Untertans des Fürstbischofs von Konstanz, als Lebensweg erhoffen durfte.

Und genau so geht es zunächst. Mesmer zeigt Talent, er entkommt der kleinen Dorfschule. Der Pfarrer findet Gefallen an dem Jungen und schickt ihn zur besseren Ausbildung in Musik und Latein in ein nahe gelegenes Kloster. Mit zwölf Jahren darf er auf das Jesuitenkolleg nach Konstanz wechseln, und damit eröffnet sich der Weg für eine nicht nur solide, sondern exquisite akademische Ausbildung. Sie sollte volle 16 Jahre, von 1750 bis 1766, in Anspruch nehmen und alle klassischen Fächer der Universität – Philosophie, Theologie, Jurisprudenz und Medizin – umfassen. Ein unerhörtes Programm, das indes weniger als ein sorgsam geplantes und ausgeklügeltes Vorhaben zu verstehen ist, dazu standen ihm weder Mittel noch Wege zur Verfügung. Mesmer scheinen vielmehr auf allen Stationen seines solitären Aufstiegs vom einfachen Naturburschen zum Pariser Wunderarzt zwei, insbesondere in ihrer Kombination bemerkenswerte Talente zugutegekommen zu sein – der Sinn für zeittypische, hochaktuelle Fragen des wissenschaftlichen Diskurses und eine höchst ausgeprägte persönliche Fähigkeit zur Empathie. Sie verschafften ihm eine außergewöhnlich breite Allgemeinbildung und machten ihn interessant im Gespräch. Sie weckten dazuhin bei den allermeisten Menschen, die ihm begegneten, ihrerseits Gefühle der Empathie und Zugewandtheit, unverzichtbare Grundlage für jeden, der nur mit dem Kapital seiner Bildung vorankommen kann und deshalb Gleichgesinnte und Förderer braucht. Mesmer wird in allen Charakterisierungen, die auf persönlichem Umgang beruhen, als ein sympathischer, zuvorkommender und letztlich bescheidener Mensch beschrieben. Allein der Streit um die Anerkennung seines wundersamen Heilkonzepts lässt ihn als einen anfangs vehementen, später erbitterten, zuletzt verbitterten Kämpfer und unverbesserlichen Sturkopf erscheinen.

Dreimal in seinem Leben haben glückliche Konstellationen sein persönliches Fortkommen bewirkt. Eine Konstellation ist, dem Begriff und dem Grundgedanken nach, eine bestimmte Stellung der Sterne zu einem bestimmten Zeitpunkt. Relevant wird sie freilich nur, wenn sie zum Geschehen auf der Erde in Beziehung gebracht wird. Eben diese Frage nach dem Einfluss der Planeten wird Mesmer später in seiner Dissertation *De planetarum influxu* zum Gegenstand haben. Deren Ergebnis wird zwar ein zentraler Ausgangspunkt für seine Theorie werden, doch trotz des Anscheins gelehrt-wissenschaftlicher Ausarbeitung, die sie sich gibt, immer hochspekulativ bleiben. Fassbarer als der Gang der Gestirne ist für Mesmers Lebensbahn daher die Konfiguration seiner unmittelbaren Umgebung. Und diese weiß er sich immer wieder in seinem Leben zunutze zu machen.

Das erste Sprungbrett für seine Karriere sind die Jesuiten. Sie bringen ihm in Konstanz das elementare Wissen auf dem Stand der Zeit bei. Die Jesuiten sind die idealen Steigbügelhalter für ihn. Auch sie setzen ganz auf Bildung, freilich nicht als Selbstzweck. Ihr Ziel ist die »Ausrottung der Häresie«, die Umgestaltung der Gesellschaft im Zeichen des sich reorganisierenden Katholizismus. Sie sind die Speerspitze der Gegenreformation, und ihre Armee sind die Kinder und Jugendlichen, die sie unterrichten. Mit ihrer Konstanzer Jesuitenschule bilden sie das »Rückgrat der Klerikerausbildung« im deutschen Teil der Diözese, denn die fünfjährige Ausbildung im Gymnasium umfasst, neben den *studia inferiora,* auch *studia superiora* mit Moraltheologie, Philosophie und Kirchenrecht und damit ein theologisches Grundstudium. Mesmer hat Glück, dass er diese Schule, gewiss die beste weit und breit und die einzige, die ihn weiterbringen kann, besuchen darf. Und er hat das doppelte Glück, dass sie überhaupt noch existiert, denn einige Jahre später, mit der Aufhebung des Jesuitenordens 1773, kommt auch die Konstanzer Schule in Bedrängnis, und es dauert lange, bis sie ihren alten Status wiedergewinnt. Jesuitenschulen hatten im Allgemeinen einen guten Ruf. Descartes, Voltaire und Diderot, sie alle waren Zöglinge der Jesuiten gewesen und hatten nicht zuletzt von ihnen das strenge Denken gelernt. Vor allem aber boten die Jesuiten auch talentierten Köpfen aus dem einfachen Volk eine gediegene schulische Erziehung. Denn neben ihrer eindeutigen konfessionellen Orientierung standen sie für eine vorzügliche Bildung auf wissenschaftlicher Grundlage. Dazu unterhielten sie eigene Universitäten wie jene in Dillingen, die der 16-jährige Mesmer nach Abschluss des Gymnasiums als Stipendiat des Fürstbischofs von Konstanz bezog, »um allda peripatetische Philosophie und Theologie zu studieren«.

Klassische Philosophie sollte also zunächst sein Studienfach sein. Tatsächlich ist er im Studierendenkatalog von 1751/52 unter *Logici*, im Jahr darauf unter *Metaphysici* und 1753/54 unter *Theologi* eingetragen. Dann wechselt er auf die bayerische Landesuniversität Ingolstadt, wo er als Student der Theologie und des Kirchenrechts am 3. November 1754 immatrikuliert wird. In Dillingen erfährt er die Impulse, die seinen wissenschaftlichen und persönlichen Neigungen die entscheidende Richtung geben, hier kommt er mit der Idee des Magnetismus und seiner vielfältigen Anwendungen erstmals in Berührung. In Ingolstadt hingegen lernt er das systematische Denken im Gefolge des aufklärerischen Philosophen Christian Wolff, der von Halle stark in den katholischen Süden ausstrahlt.

Talent und Bildung, Besitz und Prestige, Publikum und Publizität – das sind die Komponenten, aus denen Mesmer sein Leben konstituiert. Die Möglichkeit einer umfassenden akademischen Bildung hatte ihm der heimatliche Kirchenfürst verschafft, Mesmer hat sie weidlich genutzt. Besitz und Prestige sollte ihm gleich nach der Promotion die überraschende und vor allem die himmlisch gute Partie mit einer vermögenden Witwe verschaffen. Sein Publikum und die ungeheure Anerkennung, nach der es ihn immer verlangte, beide fand er schließlich in Paris. Gerade Paris, die Stadt in Europa, die die Aufklärung wie keine andere zu ihrem Programm gemacht hatte, die gegen Aberglaube und alle absoluten Gewissheiten wetterte, sie öffnete sich einem Mann, der nichts anderes behauptete, als im Besitz einer absoluten Gewissheit zu sein. Mesmer traf aber auch hier auf eine einmalige Konstellation. Voltaire, nach dem die Franzosen das Jahrhundert benannten, war gerade gestorben, als Mesmer auftauchte. Das Zeitalter der Aufklärung war damit nicht vorbei, es nahm aber eine neue Wendung, und Mesmer profitierte davon.

So klar und konsequent sich der Aufstieg Mesmers darstellt, so unruhig und unstet erweist sich das letzte Viertel seines langen Lebens. 16 lange Studienjahre braucht es, bis er sich als angesehenes Mitglied der medizinischen Fakultät zu Wien einrichten kann, zwölf Jahre kann er in der Kaiserstadt brillieren und Hof halten, zehn weitere Jahre ist er der große, wenn auch umstrittene Star in Paris. Dann zieht er sich, von Widrigkeiten bedrängt, wieder in die Provinz zurück, wechselt von Ort zu Ort in seiner heimatlichen Region, zwischen dem Schweizer und dem deutschen Ufer des Bodensees hin- und herpendelnd. Als die Akademie der Wissenschaften in Berlin zum Ende der Napoleonischen Kriege schließlich wieder auf den wundersamen Arzt mit seinen wundersamen Thesen aufmerksam wird, ist sie verblüfft, dass dieses Fossil des aufklärerischen Zeitalters überhaupt noch lebt. Sie kommt dann auch mit der offiziellen Anerkennung seiner zentralen Leistung genau ein Jahr zu spät. Ihr Urheber war gerade hochbetagt und durchaus im Reinen mit sich selbst in seiner Pfründnerstube in Meersburg verstorben.

Konstanz, Wien, Paris, Meersburg – das sind die entscheidenden Koordinaten auf der Lebensbahn des Franz Anton Mesmer. Aus der ländlichen Provinz des westlichen Bodenseeraumes über die Universitätsstädte Dillingen und Ingolstadt nach Wien; von dort in einer langgezogenen Kurve nach Paris und schließlich wieder an den Bodensee zurück. Es ist eine exzentrische Lebensbahn in Form einer Ellipse, bei der die Metropolen Wien und Paris, Orte der größten Triumphe und der bittersten Niederlagen, die beiden Brennpunkte darstellen. Das Bild ist im doppelten Sinn stimmig für Mesmer. Es spiegelt im Mikrokosmos seines individuellen Lebens den Makrokosmos, wie ihn Kepler mit den elliptisch verlaufenden Bahnen der Planeten um die Sonne beschrieben hat, und erfüllt so, wie wir sehen werden, die kosmischen Vorstellungen Mesmers aufs Trefflichste. Zugleich erinnert es an einen Satz von Mesmers Zeitgenossen Friedrich Hölderlin: »Wir durchlaufen alle eine exzentrische Bahn, und es ist kein anderer Weg möglich von der Kindheit zur Vollendung.« Für Hölderlin war das Bild der exzentrischen Bahn zu einem Leitmotiv in seiner Lebensphilosophie und in seiner Dichtung geworden. Inspiriert von den Erkenntnissen Keplers und Newtons, die er in einem Gedicht gemeinsam preist, wird ihm das astronomische Bild zu einem Gleichnis für menschliches Streben und menschliches Schicksal in einem. Wie die Planetenbahnen beeinflusst werden von zwei Kräften, ihrer eigenen Trägheit und der von außen auf sie wirkenden Gravitation, so sieht er auch den Menschen hin- und hergerissen wie »ewig Ebb' und Flut«, empfindet er den permanenten Wechsel der eigenen Empfindungen, der »Grillen und Launen und wie die Plaggeister alle heißen«. Die bipolare Verfasstheit des Menschen entspricht der Bipolarität von Nähe und Ferne zu den Zentren der Kraft, die für ihn erfahrbar waren in der Natur, in Freundschaft und Liebe, in der Idee der Freiheit, im Dichterischen und im Lebendigen schlechthin. Hölderlin hat in der poetischen Figur der exzentrischen Bahn ein allgemein menschliches Gesetz gesehen, dem jeder ausgeliefert ist, der die beschränkten Kreise des Herkömmlichen verlässt und sich auf neue, ungewohnte Bahnen begibt. Für Mesmer trifft es gewiss zu. Die exzentrische Bahn, der regelmäßige Wechsel zwischen Nähe und Ferne zu den Zentren der Welt, das ständige Hin und Her zwischen Anerkennung und Ablehnung, die Wechselfälle eines exponierten Lebens wurden für ihn zur existenziellen Grunderfahrung. Immer wieder aus der Bahn geworfen, bedurfte es mehrfach glücklicher Konstellationen, die ihn auf seine Spur zurück und schließlich ans Ziel brachten.

3
VOM EINFLUSS DER PLANETEN

Am 27. Mai 1766 tritt Mesmer, da ist er bereits 32 Jahre alt, zum ersten Mal ins Rampenlicht der Öffentlichkeit. Er hat seine medizinische Doktorarbeit vor einer hochkarätigen Kommission der Universität Wien zu verteidigen. Die Dissertation hat einen eigentümlichen Gegenstand zum Thema. Sie handelt nicht, wie von einer medizinischen Abhandlung zu erwarten, von einer spezifisch in Augenschein genommenen Krankheit und wie sie zu kurieren sei. Ihr Titel lautet: *De planetarum influxu*. Worauf die Gestirne Einfluss haben könnten – auf das biologische Wachstum, auf den menschlichen Schlaf oder auf die weibliche Menstruation? –, wird zunächst nicht verraten. Auf dem prachtvollen Doktordiplom, das Mesmer nach der Disputation ausgestellt bekommt, wird jedoch ergänzt stehen *in corpus humanum* – Vom Einfluss der Planeten auf den menschlichen Körper.

Die Abhandlung ist ebenso skurril wie folgenreich. Skurril, weil sich Mesmer darin, statt mit medizinischen Problemen, weit mehr, dazuhin hochspekulativ, mit kosmologischen Fragen beschäftigte, und folgenreich, weil die Überlegungen den Ausgangspunkt für das ganze spätere Mesmerische System des Animalischen Magnetismus bildeten. Mesmer ist sich bewusst, dass er sich mit seiner Dissertation auf ein gefährliches Terrain begibt, droht er mit ihr doch in bedenkliche Nähe zu Sterndeutern, Wahrsagern und Quacksalbern zu geraten, die ihre Überzeugungskraft von ihrer astrologischen Deutungskunst ableiteten. Über Jahrhunderte hinweg hatten deren Prophezeiungen, hatten Kometenglaube und Kometenangst die Menschen erfüllt und ganze Bibliotheken mit Streitschriften durchaus auch ernst zu nehmender Kommentatoren gefüllt. Diesen Bewusstseins- und Erkenntnisstand glaubte man, mit den modernen Geistes- und Naturwissenschaften, mit Logik und Astronomie, gerade überwunden zu haben. Mesmer läuft daher Gefahr, eine kaum vernarbte Wunde wieder aufzureißen. Er muss sich deshalb erklären und tut dies gleich mehrfach. Um seine Schrift passend einzuordnen, bezeichnet er sie als eine *Physikalisch-medizinische Dissertation*, und um einer vorschnellen Verurteilung zu entgehen, stellt er ein Wort des Horaz voran: »Vieles wird wiedergeboren, was längst schon untergegangen, was heute geschätzt wird, wird wieder vergehen …« Zwar bezieht sich Horaz in seinem Text, der von der Dichtkunst handelt, lediglich auf die Konjunktur von Wörtern und Begriffen – Mesmer unterschlägt kurzerhand das Wörtchen *vocabula*, lässt es also buchstäblich selbst untergehen –, der Satz wird ihm aber so sehr zum Leitmotiv, dass er ihn später noch zweimal, 1799 und 1814, seinen Schriften beigibt. Und um wirklich alle Missverständnisse definitiv auszuschließen, betont er im Vorwort: »Um mir ihre Gewogenheit nicht schon von vorneherein zu verscherzen, hielt ich es für notwendig, darauf hinzuweisen, daß ich mir nicht die Aufgabe gestellt habe, jenen Einfluß der Gestirne zu verteidigen, den die Astrologen einst vertreten haben, sodaß sie sich rühmten, man könne aus ihm heraus sowohl die zukünftigen Ereignisse als auch das Schicksal der Menschen wahrsagen, und ihnen zugleich mit gleisnerischen Lügen das Geld aus der Tasche zogen. Dagegen habe ich nur das eine vor Augen gehabt, zu zeigen, daß die Himmelskörper auf unsere Erde und auf alle in ihr enthaltenen Körper einwirken, sie bewegen, beeinflußen und verändern, und daß unser Organismus denselben Einflüssen unterliegt. Wenn mir das gelungen ist, folgt daraus offensichtlich, daß es einen Einfluß der Gestirne auf uns gibt und daß er die Aufmerksamkeit und das Wohlwollen der Ärzte nicht nur verdient, sondern sogar erfordert.«

Mesmers Bekundungen sind rührend. Besorgt, sich hinreichend von der Astrologie abzugrenzen, und bemüht, sein eigenes Erkenntnisinteresse sorgfältig zu begründen, produziert er eine lupenreine

Tautologie: Wenn die Gestirne Einfluss auf den menschlichen Organismus haben, dann folge daraus, dass sie Einfluss auf ihn haben. Das ist ein klassischer Zirkelschluss. Dass das Phänomen für die Ärzte relevant würde, sollte ihm der Nachweis einer Wirkungsbeziehung tatsächlich gelingen, ist indes nachzuvollziehen.

Mesmer weiß, dass er mit seinen Überlegungen ganz am Anfang steht. Er betont daher, dass er sich bemühen will, dieses Stoffgebiet, soweit es seine schwachen Kräfte zuließen, »durch fortlaufende Versuche und Beobachtungen« weiter zu entwickeln und umfassender zu erkunden, »welchen Nutzen daraus die medizinische Wissenschaft ziehen kann«. Insbesondere aber käme es dann darauf an, zu zeigen, »welche Krankheiten unmittelbar aus dem Einfluß der Gestirne entspringen « und – was noch vorteilhafter und wünschenswerter sei – »auf welche Weise und welche Wege sie am besten zu heilen sind«.

Mesmer will also Grundlagenforschung betreiben. Er hat jedoch einen bestimmten Formenkreis von Krankheiten im Blick, die Nervenleiden. Im Laufe des 18. Jahrhunderts hatte sich in der Medizin die Vorstellung von der Regulierung des menschlichen Körpers verfeinert. Zur klassischen Viersäftelehre war die Entdeckung der Nervenbahnen hinzugekommen. Damit geriet ein Steuerungssystem des Körpers in den Blick, das in zweierlei Hinsicht von besonderem Interesse war. Die Theorie der Nervenbahnen half zum einen, die Mechanik der Muskelkontraktionen vom Kopf bis in die Zehenspitzen ganz im Sinne des herrschenden physikalisch-materialistischen Denkens zu erklären, zum anderen bot sie einen Ansatz zum Verständnis der Wechselbeziehung von Innen und Außen. Dass über die Sinnesorgane eine Einflussnahme auf die Steuerung des Körpers stattfand, war evident, wie sie sich im Einzelnen darstellte, konnte über das Nervensystem erahnt werden. Offen hingegen blieb, wie es sich mit den Krankheiten verhielt, die nicht einzelnen Sinnesorganen zuzuordnen waren.

Mesmer hat in seinen späteren Schriften mehrfach betont, »bei seinem Eintritte in die medizinische Laufbahn die Beobachtung gemacht zu haben, dass es dieser gepriesenen Kunst noch am Wesentlichsten, nämlich an einem direkten, nämlich auf die Nerven wirkendes Heilmittel mangle«. Um ein solches zu finden, bedurfte es allerdings eines grundsätzlichen Verständnisses der Wechselwirkungen zwischen dem menschlichen Körper und seiner Umwelt. Dieses Problem ging Mesmer an. Und indem er den Blick sogleich auf die Weite des ganzen Universums richtete, tat er es mit dem größtmöglichen Ausgriff.

Der Leitstern seiner Unternehmung war kein Geringerer als der englische Naturforscher Isaac Newton. Sein Name taucht bereits auf der zweiten Seite des Haupttextes als *Magnus Newtonus* auf. Mit seiner Gravitationstheorie hatte er eines der großen Naturgesetze entwickelt. Vor allem war er der Gewährsmann dafür, dass es aufgrund der Gesetze der Schwerkraft ohne Zweifel einen direkten Einfluss der Planeten auf die Erde gab. Der signifikanteste Beweis dafür war das Phänomen der Gezeiten. Sie konnten auf den Lauf von Sonne und Mond in Verbindung mit der Erdrotation zurückgeführt werden und wurden von Newton erstmals präzise berechnet. Es ist diese Grunderfahrung von Ebbe und Flut, die Mesmer fasziniert und die er, auf den menschlichen Körper übertragen, als Störung des natürlichen Gleichgewichts interpretieren, als nervliche Aufwühlung und Abschwächung verstehen wird. Berechtigt dazu sieht er sich durch den Umstand, dass es sich bei der Gravitation um ein universelles Gesetz handelt, das zwischen allen Körpern, auf der Erde wie im Weltall, gilt.

Die Dissertation Mesmers umfasst, in Latein und in großen Lettern geschrieben, 48 Seiten. Mehr als die Hälfte davon nimmt die ausgiebige Erörterung und Berechnung der Planetenbahnen, ihrer elliptischen Normalkurven und ihrer exzentrischen Abweichungen im Anschluss an Kepler, Galilei, Flamsteed und Newton ein. Als Paradebeispiel des Kräftespiels zwischen den Himmelskörpern dient ihm der Mond: »Es würde über das Ziel dieses Werkes hinausgehen, eine Berechnung des Mondes darzustellen, ich habe es aber dennoch für nötig erachtet, in kurzem zu erläutern, welche Erscheinungen sich für die Erde und den Mond auf Grund ihrer wechselseitigen Gravität und der der Sonne ergeben, damit wir, je genauer wir ihre Einzelwirkungen erkennen, umso leichter das Zusammenwirken der Kräfte erfassen. Weil außerdem die Abweichungen, denen der Mond unterworfen ist, gänzlich denen ähneln, die bei den anderen Planeten vorhanden sind, und dieselbe Ursache erkennen lassen, so kann wohl alles über den Mond Gesagte auch für sie in der entsprechenden Weise angewendet werden.«

Ausführlich und umständlich erläutert Mesmer daher den Lauf des Mondes, beschreibt die jeweilige Exzentrizität seiner Bahn, je nachdem, ob er durch die *Sizygien* geht, sich in den *Quadraturen* befindet oder die *Absidenlinien* kreuzt. Diese Konstellationen sind für ihn besonders aufschlussreich, kann er doch mit den speziellen Phasen von Neumond, Sizygien und Aequinoktien, den Tag-und-Nacht-Gleichen, besondere Gezeitenstärken und später dann das verstärkte Auftreten bestimmter Krankheiten verbinden: »In den Sizygien werden durch das Zusammentreffen der Wirkungen beider Gestirne«, also Sonne und Mond, »die Gewässer gehoben und mehr angehoben. Weniger steigt das Meer in den Quadraturen, denn – wo das Wasser durch die Wirkung des Mondes gehoben wird, dort wird es durch die Sonnenwirkung niedergedrückt«. Auch seien bei Neumond »die Wirkungen größer als bei Vollmond«.

Bei all diesen Berechnungen befindet sich Mesmer in weitgehender Übereinstimmung mit den aktuellen astronomischen und physikalischen Erkenntnissen. Dann aber nimmt er zwei Gedankensprünge vor, die ihn von der strengen wissenschaftlichen Ableitung weg- und zur reinen Spekulation hinführen. Im ersten Analogieschluss überträgt er den Einfluss des Mondes und der Planeten von den Gezeiten auch auf die Luft: »Es deuten alle Erscheinungen darauf hin, daß sich im Luftraum derselbe Wechsel von Ebbe und Flut vollzieht wie beim Wasser. Man kann ständig beobachten, daß die stürmischsten Wetterlagen in das Frühlings- und Herbstaequinoktium fallen.« Genau das aber hatte sein Lehrmeister Newton in seinen Berechnungen ausgeschlossen: »Diese Kräfte der Sonne und des Mondes können kaum auf andere Weise als durch die Meeresflut erkannt werden. Die Atmosphäre hat zwar, in Folge dieser Kräfte, nach Art des Meeres eine Ebbe und Flut, allein mit so geringer Bewegung, daß daraus kein merkbarer Wind entspringen kann.« Mesmer geht sogar noch einen Schritt weiter und will belegen, dass selbst die festen Körper, also die Erdkruste, vom Einfluss des Mondes tangiert werden: »Seit jeher hat man die Erfahrung gemacht, daß die schwersten Naturereignisse um die Aequinoktien besonders dann eingetreten sind, wenn Neumond und Vollmond, Konjunktionen von Planeten, Ecclipsen und Auftreten von Kometen zusammenfallen. Denn das hat immer große Umwälzungen auf der Erde verursacht und sie sogar bis ins Innerste beeinflußt.« Gewährsleute Mesmers hierfür sind nun allerdings nicht mehr die großen Astronomen seines Zeitalters, sondern die antiken Autoren und anonymen Physiker: »Schon Plinius hat bemerkt, daß Erdbeben im Frühling und im Herbst häufig auftreten, und dies haben die jüngeren Physiker durch genaueste Beobachtungen bestätigt.« Insbesondere aber erhärte eine bemerkenswerte Zahl von Beobachtungen, dass »das Auftreten von Kometen gerade die furchtbarsten Naturkatastrophen angekündigt habe: schreckliche Ausbrüche feuerspeiender Berge, heftige Erdbeben, Überschwemmungen und Seuchen«.

Mit diesen Ausführungen bewegte sich Mesmer schnurstracks wieder zurück in die Sphäre der Astrologie und des alten Kometenglaubens, die aus den Himmelserscheinungen kommendes Glück und Unglück lesen zu können vorgaben. Für ihn waren diese Bezüge freilich nicht ohne Reiz, bot sich doch mit dem Auftreten von Seuchen eine erste Möglichkeit, planetarische Einflüsse mit medizinischen Wirkungen zu verbinden. Jetzt musste nur noch der Mensch in dieser Wirkungskette in Erscheinung treten, und das System konnte als abgeschlossen gelten.

Genau das geschieht in einem zweiten Analogieschluss: Wenn die Gestirne die festen und die flüssigen Teile der Erde beeinflussen, wer könne dann leugnen, dass »auch der belebte Organismus aus denselben Gründen in starker Weise beeinflußt wird? Auch das Lebewesen ist ein Teil der Erde, der sowohl aus flüssigen, als auch aus festen Teilen besteht, und wenn ihr Verhältnis und Gleichgewicht kaum merkbar verändert wird, bringt dies die fühlbarsten Wirkungen hervor.«

Es ist dieser Kurzschluss zwischen Kosmos und Bios, zwischen physikalischen und biologischen Gesetzen, zwischen Makrokosmos und Mikrowelt, auf der das ganze Gedankengebäude Mesmers aufbaut. Damit es zusammengehalten wurde, musste noch ein *missing link* eingebaut werden, die Kraft nämlich, in der sich der Einfluss der Planeten auf den menschlichen Körper äußert. Mesmer findet dafür eine raffinierte rhetorische Lösung. Er nennt sie einfach *Gravitas Animalis* und charakterisiert sie als jene »Kraft, die über die weiten Himmelsräume ergossen, das Innerste jeder Materie affiziert, die ungeheuren Sphären in ihren Bahnen hält, von der richtigen Bahn in wechselnder Lage abzieht und stört, und die Ursache der allgemeinen Schwere ist und mit großer Wahrscheinlichkeit die Grundlage aller körperlichen Besonderheiten bildet«. Durch ihre geschickte Bezeichnung verbindet er diese Kraft mit den anerkannten Gesetzen der Gravitation und markiert zugleich ihre Eigentümlichkeit, ihre beseelende Wirksamkeit im Hinblick auf lebende Körper. Die

Gravitas Animalis ist für Mesmer jene Potenz, »welche in alle Teile des Körpers eindringend, das ganze Nervengefüge, das Sensorium, das Nervenfluidum selbst unmittelbar angreift«. Und wie diese Kraft das Meer bewege, so dringe sie als »Flut auch in die menschlichen Körper ein«, so dass »unsere Säfte in ihren Gefäßen in verschiedener Weise bewegt, gestört, angehoben und in stärkerem Maße gegen den Kopf gezogen werden«.

Nachdem Mesmer auf diese Weise den Einfluss der Planeten auf den menschlichen Körper durch eifriges Studium der modernen Klassiker der Astronomie hergeleitet und dort, wo Lücken auftraten, durch kühne Analogieschlüsse ergänzt hatte, musste er abschließend noch die Relevanz seiner Erkenntnisse für die Medizin darlegen, denn schließlich wollte er zum Doktor der Medizin und nicht der Astrophysik promoviert werden. Mesmer behilft sich dadurch, dass er aus den Berichten berühmter Ärzte von der Antike bis in die frühe Neuzeit alle die Krankheitsgeschichten zusammenträgt, in denen ein Bezug zwischen den Krankheitsfällen und der jeweiligen Konstellation von Sonne und Mond hergestellt wurde. So pflege die Epilepsie besonders bei Neu- und Vollmond aufzutreten, weshalb sie auch allgemein Mondkrankheit genannt werde, wohingegen einige Fieber ihre stärkste Wirksamkeit bei der Mondfinsternis entfalteten, plötzliche Ohnmachten wiederum auf die herrschende Sonnenfinsternis hätten zurückgeführt werden können. Sogar die Pest sei vom Lauf des Mondes abhängig, sie habe sich, sorgfältigen Beschreibungen zufolge, zur Zeit des Neu- und Vollmondes dermaßen verschärft, dass fast alle gestorben seien. Die Liste der berühmten Ärzte, die Mesmer anführt, ist so lang, dass er sich am Ende gar zu einem Tadel der Ärzteschaft berechtigt sieht. Sie wäre nämlich noch viel länger, »wenn die Ärzte nicht durch ein allzu voreiliges Urteil so lange Zeit (…) diese Wahrheit verworfen hätten«.

So sehr Mesmer ausgibt, seine Argumentation auf die »neuesten Beobachtungen« der Physik und Astronomie zu gründen, und so eifrig er sich bemüht, seine Kollegen durch die Anrufung großer Mediziner zu beeindrucken, so sehr ist er sich doch auch des hoch spekulativen Charakters seiner Thesen bewusst, weshalb er seine Dissertation nicht durch eine messerscharfe Konklusion, sondern durch einen vorsichtigen Appell enden lässt: »Wenn auch nur eine leise Ahnung in den Ärzten aufdämmerte, daß es etwas in der Natur gibt, was das Gleichmaß im Haushalt des menschlichen Körpers zu stören vermag, (…) so wäre dies fürwahr genug, (…) um zu seiner Erforschung nichts unversucht zu lassen.«

Die Prüfungskommission der medizinischen Fakultät zu Wien lässt Mesmer passieren. Sie hört sich seine Ausführungen zur Wechselwirkung der Kräfte im Universum aufmerksam und geduldig an und nimmt ihn schließlich mit der Übergabe der Doktorurkunde hochoffiziell in ihre Reihen auf: »Da er in jeder Hinsicht ausgezeichnete Gelehrsamkeit und Kenntnisse der Arzneikunde zeigte, so erteilen wir ihm gerne die Würde, welche er durch seine ausgezeichneten Kenntnisse verdient. Deshalb ernennen wir ihn hiermit heute am 31. Mai 1766 zum Doktor der Medizin und geben ihm feierlich die Erlaubnis, den medizinischen Lehrstuhl zu besteigen, ärztliche Responsen und Konsultationen zu erteilen und die Medizin in ihrem ganzen Umfange praktisch auszuüben.« Mesmer hatte es geschafft. Er war endlich angekommen – im Beruf, in Wien und in der höheren Gesellschaft.

4
WIEN, LANDSTRASSE 261

Was hätte näher gelegen, was wäre angemessener gewesen, als nach 16-jährigem Studium quer durch die klassischen Fakultäten nun endlich den lange angestrebten Beruf des Mediziners auch tatsächlich auszuüben? Mesmer hätte nun ein Leben als einfacher Arzt für ein Heer einfacher und mittelloser Kranker fristen können. Das geschieht jedoch nicht, zumindest wird nichts davon bekannt. Stattdessen macht Mesmer durch eine außerordentlich gute Partie von sich reden. Er nutzt die Gunst der Stunde und heiratet am 10. Januar 1768 im Stephansdom eine reiche und adlige Witwe, Maria Anna von Bosch, geborene von Eulenschenk. Sie ist zehn Jahre älter als er und bringt einen 21-jährigen Sohn mit in die Ehe. Ihrem Vater, dem Feldapotheker Georg Friedrich von Eulenschenk, hatte eine der ältesten Apotheken Wiens gehört; er hinterließ seinen Kindern ein ansehnliches Vermögen. Von ihrem ersten Ehemann, dem Oberstleutnant Ferdinand Konrad von Bosch, war Mesmers Gattin zudem das prächtige Familienanwesen in der Landstraße 261, direkt an der Donau gegenüber dem Prater gelegen, zugefallen. Es wird ihr gemeinsamer Wohnsitz. Mesmer lässt es umbauen und richtet hier auch seine ärztliche Praxis ein.

Wien war zu dieser Zeit stark im Wachsen begriffen, es dehnte sich immer stärker über die alten Stadtmauern in die Fläche aus. Nach dem Ende der Türkenkriege und den diversen spanischen, polnischen und österreichischen Erbfolgekriegen hatte sich der Machtbereich der Habsburger stark vergrößert. Viele Teile davon, wie die österreichischen Niederlande, Ungarn oder die Gebiete in Oberitalien, lagen außerhalb des Heiligen Römischen Reiches, was neue Optionen im Konzert der europäischen Mächte bot, aber auch die Frage nach der Identität stellte. Aus den neuen, aber auch aus den älteren Landesteilen wie Böhmen strömten die Untertanen ins Herrschaftszentrum. Wien erlebte einen ungeheuren Aufschwung und wurde immer mehr zu einem der führenden politischen, gesellschaftlichen und kulturellen Zentren in Europa. Zwischen 1700 und 1800 verdreifacht die Stadt ihre Einwohnerzahl. 1772 hat Wien knapp 200.000 Einwohner, wird damit zur am dichtesten besiedelten Stadt in Mitteleuropa und bald zur fünftgrößten Agglomeration in ganz Europa.

Das äußerst repräsentative Palais von Mesmer und seiner Frau in der Landstraße 261 gehört in diesen Zusammenhang. Es ist eines der rund 300 Schlösser, Villen und Landhäuser, die der österreichische Adel bis 1750 in den Vorstädten Wiens erbauen ließ, um vor Ort präsent zu sein und Anteil zu nehmen an der allgemeinen Dynamik. Dass das Mesmersche Anwesen über eine Hausnummer verfügte, war Teil dieser Dynamik und Ausdruck der Notwendigkeit, Ordnung in das Geschehen zu bringen. Die Nummerierung der Häuser wurde 1770 eingeführt. Sie verschuf den Einwohnern, Dienstleuten und Besuchern Orientierung in einem immer unübersichtlicher werdenden Stadtraum, erlaubte den Behörden zugleich aber auch eine effizientere Überwachung.

Mesmer und seine Frau führen ein großes Haus. Es wird zu einem beliebten Treffpunkt für Kunst und Wissenschaft in Wien. Leopold Mozart berichtet in seinen Wiener Briefen 1773, wie er oft mit seinem Sohn, dem bereits berühmten Wolfgang Amadé, dort zu Besuch ist: »Der Garten ist unvergleichlich mit Prospecten und Statuen, Theater, Vogelhauß, Taubenschläg, und in der Höhe ein Belvedere in den Prater hinüber.« Die Anlage war in der Tat beeindruckend. Mesmer hatte sie nach seinem Einzug geschaffen und auf seine beruflichen wie ästhetischen Bedürfnisse hin eingerichtet. Eine zentrale Rolle nimmt dabei auch ein Brunnen ein, den Mozart aber nicht erwähnt.

Mesmer hatte die ganze Familie Mozart wohl schon fünf Jahre zuvor bei deren zweiten Wiener Reise 1768 kennengelernt, denn Leopold schreibt seiner Frau von den Mesmers wie von alten Bekannten. Damals dürfte auch der Plan für die Aufführung des Singspiels *Bastien und Bastienne* im Mesmerschen Garten entstanden sein. Der junge Mozart hatte die Adaptation einer französischen Schäferidylle frei nach Rousseau als Zwölfjähriger komponiert. Zur Ausführung dürfte der Plan der Umstände wegen aber nicht gekommen sein, jedenfalls fehlen alle Belege dafür.

Die Beziehungen der beiden Familien sind sehr intensiv. Sie berühren sowohl musikalische wie medizinische Gegenstände. Vater und Sohn Mozart sind besonders beeindruckt von Mesmers Spiel auf einem eigenartigen Musikinstrument, das Mesmer bis zu seinem Lebensende mit besonderer Hingabe pflegt: »Herr v. Mesmer spielte uns auf der Harmonica, oder dem Glas Instrument der Miß Devis, und recht gut! Es hat ihn das Instrument bey 50 Ducaten gekostet, denn es ist recht schön gemacht.« Gemeint ist die Glasharmonika, die von Benjamin Franklin zwar nicht erfunden, aber perfektioniert worden war. Er hatte das Instrument Marianne Davies, einer Verwandten von ihm, zur Verfügung gestellt, und sie hat es wiederum auf mehreren Konzertreisen in den 1760er-Jahren in Europa bekannt gemacht. Leopold Mozart kommt ein paar Wochen später noch einmal auf die musikalische Begegnung bei Mesmer zurück. Er fragt seine Frau: »Weißt Du, dass der Herr v. Mesmer recht gut die Harmonica der Miß Devis spielt? Er ist der einzige, der es in Wien gelernt hat, und hat eine viel schönere Gläser Maschine als die Miß Devis hatte. Der Wolfgang hat auch schon darauf gespielt, wenn wir nur eine hätten.« Die Begeisterung der beiden für die Glasharmonika hielt noch einige Zeit an. 1791 komponierte Mozart, nachdem er mit Marianne Kirchgeßner eine andere Virtuosin auf dem Instrument erlebt hatte, ein Quintett für Harmonika, Flöte, Oboe,

Viola und Cello (KV 617) sowie ein Solo-Adagio (KV 617a), mit denen die blinde Musikerin jahrelang tourte. Und auch für seine persönliche Verbundenheit mit Franz Anton Mesmer fand er später noch eine sympathische, wenn auch leicht ironische musikalische Referenz, als er in der Oper *Cosi fan tutte* den Doktor Mesmer mit einem Hufeisen in der Hand auftreten und die falschen Liebhaber ins rechte Leben zurückmagnetisieren lässt.

Die Zugehörigkeit der Mesmers zur höheren Gesellschaft ist für Leopold Mozart übrigens so selbstverständlich, dass er ihnen automatisch ein Adelsprädikat zuschreibt, das sie niemals haben werden. Bei Mesmers Frau ist es indes ein Relikt ihres früheren Standes, der ihr bis zum Tod anhaften wird, so dass sie im Kirchenbuch von St. Stephan noch als »M. Anna v. Mesmer, Phil. et Med. Doct. eheliche Frau« eingetragen wird.

Wenn Mesmer aus dem Haus trat, konnte er auf den Prater, die ausgedehnte Auenlandschaft zwischen Donaukanal und Donau hinübersehen. Seine Nutzung war lange Zeit dem Hof und dem Adel für die Jagd und für Ausritte vorbehalten gewesen. 1766 gab Josef II. ihn für die allgemeine Öffentlichkeit frei. Während der sogenannte Nobelprater weiterhin die Möglichkeit für Ausritte bot, lockte ein bald als Wurstelprater bezeichneter Teil des Geländes mit Buden, kleinen Lokalen und Schaustellern zu sonntäglichen Spaziergängen und Freizeitvergnügungen. Besonders privilegiert war Mesmers Anwesen als Aussichtsplatz ab 1771, als man auf dem Prater begann, große Feuerwerke zu veranstalten. Zu einem solchen Spektakel strömten bis zu 25.000 Zuschauer.

Nicht nur auf dem Prater, in der ganzen Stadt versammelte sich ein buntes Völkergemisch. Während auf den Straßen die vielen Sprachen und Dialekte aus den verschiedenen Landesteilen zu hören waren, dominierten am Hof Italienisch und Französisch. Selbst die Vorleserin der Kaiserin beherrschte die romanischen Sprachen besser als das Deutsche. Über lange Zeit hatte die italienische Kultur die Stadt beherrscht, so dass der Arzt und Reiseschriftsteller Niccolo Madrisio Anfang des Jahrhunderts enthusiastisch berichten konnte, in Wien italienische Luft zu atmen. Mittlerweile hatten sich die politischen und kulturellen Gewichte verschoben. Maria Theresia war als Thronfolgerin eine Allianz mit Frankreich eingegangen, um sich gegen die expansiven Pläne Preußens zu behaupten. Wie gewohnt, war die neue Koalition durch Heiratsbündnisse vorbereitet und abgesichert worden. Maria Theresia selbst nahm den lothringischen Herzog Franz Stephan zum Gemahl, den sie 1745 auch als deutschen Kaiser durchsetzte, und verheiratete ihre Tochter Maria Antonia 1770 mit dem französischen Thronfolger. Mesmer war von diesen Vorgängen verschiedentlich berührt. Zum einen förderte die Annäherung den Zufluss französischer Literatur und aufklärerischen Gedankenguts nach Österreich. Gerard van Swieten etwa, Begründer einer naturwissenschaftlich orientierten medizinischen Ausbildung und engagierter Kämpfer gegen den verbreiteten Vampirglauben, war vom Kaisergemahl Franz Stephan nach Wien geholt worden. Er hatte Mesmers Doktordiplom mitunterzeichnet. Zum anderen waren die besonderen Verbindungen von Wien nach Paris für Mesmer außerordentlich hilfreich, als er sich 1778 gezwungen sah, das Land zu verlassen und in Frankreich sein Heil zu suchen.

Mit wem Mesmer in Wien regelmäßigen und näheren Umgang pflegte, ist nicht bekannt. Immerhin gab es eine stattliche Anzahl von Landsleuten aus Schwaben, mit denen er in Verbindung stand. Dazu gehörte zuvorderst der Dekan der medizinischen Fakultät Anton von Störck. Er stammte aus dem oberschwäbischen Saulgau und hatte nicht nur Mesmers Doktordiplom mitunterzeichnet, sondern auch als dessen Trauzeuge fungiert. Auch der Schriftsteller und Aufklärer Franz Christoph Scheyb, der mit Rousseau und Voltaire Kontakt hatte und mit dem ihn bald ein gemeinsames künstlerisches

Interesse verband, kam aus der näheren Heimat Mesmers, nämlich Tengen im Hegau. Und da gab es schließlich noch den Neffen Joseph Mesmer, der als Schulrektor in Wien wirkte, und einen Vetter, der als Mundkoch eines Fürsten sein Brot verdiente. Mozarts waren mit allen bekannt, wobei der Neffe, den sie während ihres Aufenthaltes 1773 regelmäßig besuchten, für sie der »kleine Mesmer« war.

Mesmer konnte sich in Wien also zuhause fühlen. Er war bestens situiert, hatte mannigfaltige Kontakte und war von Landsleuten zur Genüge umgeben. Mit einem von ihnen nahm er in der Zeit, als er das Anwesen in der Landstraße 261 bezog, intensiver Kontakt auf. Er war Bildhauer und spiegelte Mesmers Interessen in kongenialer Form.

5
MESSERSCHMIDT

Im Jahr 1793 erschien in Wien eine anonyme Schrift mit dem Titel *Merkwürdige Lebensgeschichte des Franz Xaver Messerschmidt, k.k. öffentlicher Lehrer der Bildhauerkunst. Herausgegeben von dem Verfasser der freimüthigen Briefe über Böhmens und Oestreichs Schaafzucht.* Abgesehen davon, dass es dem Leser viel Entgegenkommen abrang, aus dem Wissen über Schafzucht auf eine ebenso ausgeprägte Kompetenz in Sachen Kunst zu schließen, war der Autor mit dem Künstler offensichtlich eng genug verbunden, dass man sich seiner Anleitung anvertrauen konnte. Und was er zu erzählen hatte, war in der Tat die merkwürdige Biografie eines Bildhauers, der es sich alles andere als leicht machte mit seiner Kunst. Dadurch aber eröffnete er der Skulptur Wege in die Moderne, an die sich auch zweihundert Jahre später noch anschließen ließ.

Messerschmidt hatte sich wie Mesmer aus kleinen Verhältnissen hochgearbeitet, in Wien sein Glück gesucht und zunächst auch gefunden. Der Werdegang der beiden fast Gleichaltrigen verlief eigentümlich parallel, und ihre Interessen an der psychischen Befindlichkeit der Menschen deckten sich dergestalt, dass sie früher oder später aufeinander stoßen mussten. Als sie sich kennenlernen, sind sie bereits gemachte Leute – Mesmer als Mitglied der medizinischen Fakultät und geschätzter Gastgeber der guten Gesellschaft, Messerschmidt als Kandidat der Akademie der bildenden Künste und Auftragnehmer der Kaiserin Maria Theresia höchstselbst. Für sie schuf Messerschmidt 1766 nicht nur die überlebensgroße Standfigur ihres gerade verstorbenen Gemahls, Kaiser Franz I., sondern 1769 auch eine Büste ihres Leibarztes Gerard van Swieten, einer von Mesmers Lehrern. Im Hörsaal der medizinischen Fakultät, wo das repräsentative Porträt aufgestellt wurde, haben sie sich begegnen können –

Verbindungen hat es jedenfalls genug gegeben. Und die Parallelen setzen sich mit umgekehrten Vorzeichen fort. Wenige Jahre später werden beide bitter enttäuscht und aller Illusionen beraubt die Stadt verlassen. Nun aber verbringen sie erstmal gemeinsam ihre beste Zeit in der Kaiserstadt.

Messerschmidt, aus Wiesensteig bei Geislingen in Schwaben stammend, hatte seine Ausbildung zunächst bei seinem Onkel Johann Baptist Straub, kurbayerischer Hofbildhauer in München, absolviert und war dann zu einem anderen Onkel, Philipp Jakob Straub, nach Graz gewechselt, um sein Studium ab 1754 mit dem Besuch der kaiserlichen Akademie in Wien abzuschließen. Die erste Stellung, die Messerschmidt fand, war für einen ehrgeizigen Bildhauer zwar etwas gewöhnungsbedürftig, beförderte ihn aber rasch in den näheren Umkreis des kaiserlichen Hofes. Seine Aufgabe als Angehöriger des kaiserlichen Zeughauses bestand darin, für Geschütze und Kanonenläufe ihrer Majestät passende plastische Verzierungen zu entwerfen und herzustellen. Denn Waffen hatten nicht allein eine todbringende Funktion, sie erfüllten zugleich eine vitale repräsentative Aufgabe und mussten das Selbstverständnis und den Rang des Herrschers angemessen zum Ausdruck bringen. Stil- und Zielsicherheit mussten bei der Konstruktion von Kanonen Hand in Hand gehen. Dass Friedrich II. von Preußen sich immer nur in seiner Uniform präsentierte, war kaum funktionell zu begründen, sondern unübersehbares Zeichen seiner Selbstdefinition als erster Diener des Staates.

Mesmer und Messerschmidt galten dem Verfasser der *Merkwürdigen Lebensgeschichte* als Busenfreunde. Obwohl über ihr Zusammenwirken nicht viel bekannt ist, scheinen sie sich wechselseitig beeinflusst zu haben – Messerschmidt den Arzt durch die physiognomische Sensibilität des Bildhauers und Mesmer den Künstler durch die medizinischen Ideen des Magnetiseurs. In ihrem Forscherdrang und in ihrer Grundüberzeugung von der Allgewalt der Natur ähnelten sie sich sowieso. Und reichlich Gelegenheit zum Austausch hatten sie, nachdem der Bildhauer von einem Studienaufenthalt in Rom zurückgekehrt war und zu Mesmer in die Landstraße 261 eingezogen sein soll. Für die dortige Brunnenanlage schuf Messerschmidt eine aufgeregt-idyllische Genreszene, »worin ein Weib ihre Kinder abwäscht«. Eines der Kinder stürzt jedoch unversehens »ins Wasser, wird aber von der Mutter an den Kleidern ergriffen, und glücklich gerettet«. Die pyramidal angelegte Komposition hatte keinerlei allegorische Implikationen. »Der Gedanke zu diesem Werke ist also«, wie das Wiener Diarium kommentierte, »nicht aus dem Fabelreiche entlehnet, er ist aus der Natur entnommen und gründet sich auf der Simplicität und Wahrheit. Nebst einer strengen und richtigen Zeichnung und einer Übereinstimmung der Theile mit dem Ganzen, sieht man das Wellenförmige, das Sanfte, das Liebliche und das Reizende eines sehr schönen weichen und körnichten weiblichen Gewächses. Verhältnuß, Form, Umriß und Ausdruck sind genau bestimmet. Aug und Gefühl finden sowohl an der Mutter als an den Kindern jene Zärtlichkeit der Manier, die wir aus den Werken der Alten so sehr bewundern, kurz: das ganze Werk zeuget von des Künstlers hohem Verstande und richtigem Begriff der Schönheit«. Die Skulpturengruppe wurde in der Wiener Öffentlichkeit also nicht nur respektvoll wahrgenommen, sie wurde ob ihrer Winkelmannschen Klarheit – »stille Größe, edle Einfalt« – als zeitlos und zeitgemäß geschätzt. Natürlichkeit, Simplizität und Wahrheit, das sind die Kategorien, denen Messerschmidt zu folgen schien. Sie deckten sich trefflich mit dem Wertesystem Mesmers, der den Brunnen später in seinen Behandlungsprozess integrierte und sich damit zu eigen machte. Das Ensemble war in dem Garten noch zu besichtigen, als Mesmer Wien längst verlassen und das Anwesen nach dem Tod seiner Frau 1790 verkauft hatte. Kaiser Joseph II., von

Messerschmidt bereits in den frühen 1760er-Jahren porträtiert, soll den Bildhauer für diese Arbeit nachdrücklich gelobt haben: »Lieber Messerschmidt! Man sieht wohl, daß sie bei dieser Gruppe ohne Rücksicht wohl verdienter Belohnung nur für ihre Freunde gearbeitet haben.«

Das eindrucksvollste Zeugnis der Verbundenheit der beiden Aufsteiger ist indes eine Büste, die Messerschmidt 1770 von Mesmer angefertigt hat. Sie erinnert in ihrem reduziert-klassizistischen Zugriff an ein Porträt des Kunstschriftstellers und Aufklärers Franz Christoph von Scheyb, mit dem sich Messerschmidt im Vorjahr für die Aufnahme als Substituts-Professor an der kaiserlichen Akademie qualifiziert hatte. Das Bemerkenswerte an dieser Skulptur ist zunächst, dass sie überhaupt entstanden ist. Messerschmidt hatte bis zu diesem Zeitpunkt nur hoch- und höchstgestellte Persönlichkeiten porträtiert – die Kaiserin und ihren Gemahl, den Thronfolger und seine Gattin, den Leibarzt der Kaiserin, nachdem er sie erfolgreich von der Pockenkrankheit kuriert hatte, den Direktor der kaiserlichen Akademie und den besagten Hofdichter von Scheyb. Es zeugt folglich von einem unerhörten Selbstbewusstsein Mesmers, dass er sich dergestalt porträtieren ließ, ohne auch nur ansatzweise durch eine besondere Leistung hervorgetreten zu sein. Sein einziges Verdienst hatte bislang darin bestanden, zum Doktor der Philosophie und der Medizin promoviert worden zu sein. Darauf und nur darauf wies die Inschrift auf dem Sockel auch hin.

Mesmer wurde von seinen Bekannten damals als »ein schöner kräftiger junger Mann« beschrieben. Das drückt sich auch in der Büste aus. Mesmer tritt uns als eine selbstbewusste Persönlichkeit in strenger frontaler Haltung, den Blick gerade und nach vorne gerichtet, entgegen. Es sind weiche Gesichtszüge mit schönen sinnlichen Lippen und einer fein gestalteten Nase. Lediglich die gespannte Haut und der leichte Ansatz eines Doppelkinns verweisen auf die

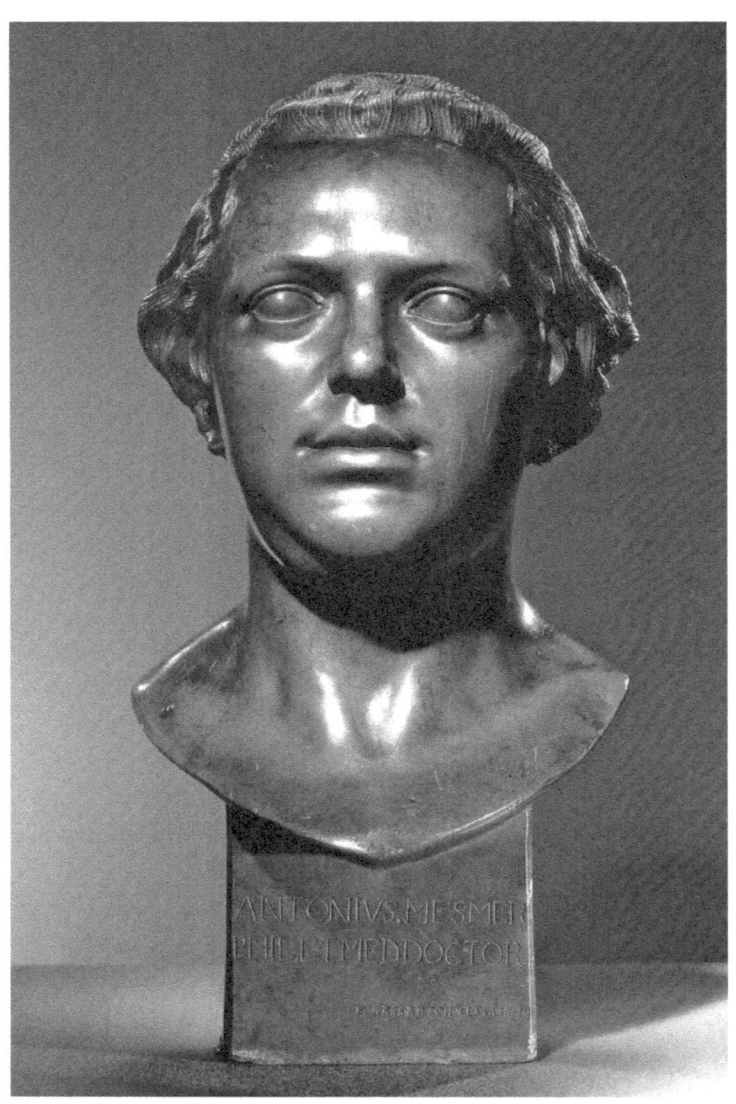

Büste Mesmers von Franz Xaver Messerschmidt, 1770

kräftige Natur Mesmers und unterstreichen dadurch die natürliche Darstellung. Messerschmidt verzichtet auf alle Attribute, welche die gesellschaftliche Stellung des Porträtierten näher hätten bestimmen können. Kein Hemdkragen oder spitzenbesetztes Halstuch gibt Aufschluss über zeittypische Moden, keine Perücke zwängt die freie Stirn und das natürlich nach hinten gekämmte Haar in höfische Konventionen. Es ist die pure Kraft der individuellen Persönlichkeit Mesmers, die hier wohlproportioniert und leicht aufgeladen mit antikisch-republikanischem Pathos ins Überzeitliche gesteigert wird. Mesmer konnte zufrieden sein – so schön und so gut wird er nie wieder getroffen werden.

Messerschmidt hingegen stellte sich selbst kurz darauf in ganz anderer Manier dar – als ein gellend lachender Künstler unter einer dicken, wollenen Pudelmütze. Der anonyme Verfasser seiner *Merkwürdigen Lebensgeschichte* hat das Porträt als Stich seinem Büchlein vorangestellt und betont: »Wer ihn persönlich kannte und seiner Büste nur mit einem Blick begegnet, muß mit aller Überzeugung ausrufen: Das ist Messerschmidt!« Der Stich gibt die Urgewalt des Lachens in der Skulptur, das irgendwo zwischen Verschmitztheit und Übermut, Befreiung und Häme angesiedelt ist, leider nur ungenau wieder. Für Messerschmidt bedeutete das Selbstporträt einen radikalen Bruch in seinem Schaffen, die Abkehr von seinem ganzen bisherigen Tun und den Verzicht auf eine weitere Karriere in klassischer Form. Dazu hatte nicht zuletzt beigetragen, dass ihm die in Aussicht gestellte Professur für Bildhauerei an der kaiserlichen Akademie versagt blieb, da sich bei ihm, so der Staatskanzler Fürst Kaunitz in seiner Vorlage für Kaiserin Maria Theresia, »einige Verwirrung im Kopfe« sowie »seltsame Grillen in der Einbildung« bemerkbar gemacht hätten.

Einerlei, ob es sich um eine Verwirrung im Kopfe des Bildhauers oder eher um Grillen in den von ihm porträtierten, vielleicht auch

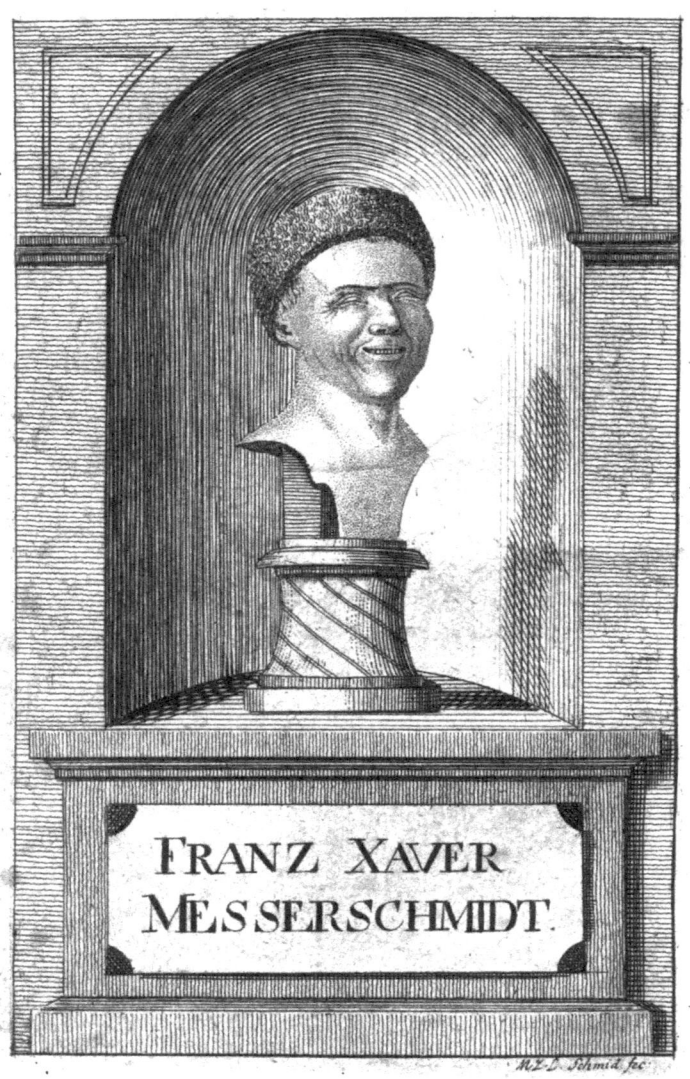

Franz Xaver Messerschmidt als lachender Künstler, 1784

nur imaginierten Figuren handelte – mit seinem Selbstporträt eröffnete Messerschmidt die berühmte Serie seiner Charakterköpfe und hielt daran auch nach seiner mit gerade mal 39 Jahren erfolgten Pensionierung bis zu seinem frühen Lebensende 1783 fest.

Messerschmidts Charakterköpfe, von denen sich insgesamt 49 Variationen erhalten haben, faszinieren durch zwei Momente, die sich vordergründig zu widersprechen scheinen – durch ihren verzerrt-bizarren Ausdruck und durch ihren psychologischen Feinsinn. Die grotesken Grimassen eines *Gecken* oder *Gähners,* eines *Einfältigen oder Niesers,* eines *Schafskopfs* der *Schalksnarrn* verleiteten die vielfach wechselnden Besitzer anfangs, die Köpfe als eine Art Kuriositätenkabinett zu präsentieren. Zeitweise wurden die Büsten sogar auf dem Prater als Jahrmarktvergnügen feilgeboten. Dabei wurde übersehen, dass viele der Köpfe keineswegs nur Narren und Einfaltspinsel, sondern oftmals Kranke und Leidende darstellten, sei es einen *Bekümmerten* oder einen *Alten mit Augenschmerzen,* einen *mit Verstopfung Behafteten* oder einen *innerlich verschlossenen Gram.* Von diesen Köpfen lassen sich Verbindungen zu Mesmer ziehen, nicht nur, weil etwa Verstopfungen ein deutliches Zeichen für eine gestörte Balance der Körpersäfte und -funktionen darstellten, sondern weil sich aus dem Gesichtsausdruck, und oftmals nur aus dem Gesichtsausdruck, auf die Krankheitsursache schließen ließ. Mesmers Domäne als Arzt waren die Nervenkrankheiten. Damit waren Leiden gemeint, für die es keine äußeren Einwirkungen wie etwa Verletzungen oder erkennbare organische Gründe gab. In diesem Fall bedeutete eine Störung der inneren Harmonie die Blockade des Nervensystems, das man sich ähnlich wie den Blutkreislauf dachte – als ein Röhrensystem, durch das ein Nervenfluidum floss.

Äußere Anzeichen für die Befindlichkeit der Patienten waren nervöse Zuckungen oder Krämpfe und der Gesichtsausdruck, die

Physiognomie. Aus ihr glaubte man nicht nur auf mögliche Leiden, sondern auch auf den Charakter der Menschen schließen zu können. Die Physiognomik als Lehre von der Deutung des Gesichtes stand im Zusammenhang mit der Humoralpathologie. So wie sich die Temperamente aus dem Verhältnis der Körpersäfte ergaben, so auch die verschiedenen Körper- und Charaktertypen. Die Physiognomik hatte eine kurze, aber heftige späte Blüte genau zu der Zeit, als Mesmer auf den Plan trat. Ihr Hauptapostel war der Züricher Pastor Johann Caspar Lavater. Er veröffentlichte ab 1775 seine vierbändigen *Physiognomischen Fragmente zur Beförderung der Menschenkenntnis und Menschenliebe* und erzielte damit einen großen Bucherfolg. Goethe wurde anfangs zu einem seiner begeisterten Anhänger. Lavater interessierte sich schon sehr früh für Mesmers Ideen und wurde hernach einer seiner stärksten Vermittler sowohl in der Schweiz wie am badischen Hof in Karlsruhe. Mesmer und Lavater begegneten sich zumindest zweimal: 1775 bei einer magnetischen Demonstration in Bern und 1787 in Zürich, als Mesmer nach den Pariser Wirren ruhelos durch die Lande zog. Die beiden Missionare neuer Menschenerkenntnis bildeten ein passendes Gespann, ähnelten sich ihre Methodik der bunten Mischung von untrüglichem persönlichem Gespür und unsicherer Epistemologie doch sehr.

Lavaters Konzeption zielte auf eine moralische Interpretation der Physiognomie. Aus dem äußeren Antlitz der Menschen sollte ihre innere Disposition abgelesen werden können. Das war von höchstem Interesse auch für die Obrigkeit, die sich nach neuen, effektiven Methoden der Überwachung ihrer Untertanen umschaute. Wenn es möglich war, bereits am Gesicht den Verbrecher oder Aufrührer zu erkennen, dann wurde es ein Leichtes für die Herrschenden, die Kontrolle über Staat und Gesellschaft zu bewahren. Kant nannte die Physiognomik deshalb die »Ausspähkunst des Innen des Menschen«. Er markierte aber sogleich auch die Grenzen dieser Kunst, könne man doch gerade in seiner »Verstellung das Ich haben«.

In den Skulpturen Messerschmidts klingt die Idee der Physiognomik schon darin an, dass sie als *Charakterköpfe* bezeichnet wurden. Und soweit sie allein aus der äußeren Gestalt des Gesichtes, ohne weitere Attribute, auf den Typ des *Gecken,* des *Edelmütigen,* des *Zuverlässigen* oder gar des *Erzbösewichts* schlossen, befanden sie sich exakt in der Logik der Physiognomik und damit in deren Falle. Diese bestand in der irrigen Annahme, aus einer einfachen taxinomischen Typologie auf den einzelnen, individuellen Menschen rückschließen zu können und dabei die Komplexität seiner Person und seiner je eigenen Geschichte außer Acht lassen zu dürfen.

Mesmers war dies jedoch nicht das vordringliche Problem. Ihm ging es weniger um eine Typologie als um die jeweilige Befindlichkeit der Person als Kranker. Und diese äußerte sich nicht primär in der Kopf- oder Gesichtsform, sondern in der Mimik. Wenn Messerschmidt bei seinem *Innerlich verschlossenen Gram* die mürrische Laune zum Gegenstand der Gestaltung machte, dann erhob sich für ihn sogleich die Frage, welches innere Leiden ihm wohl zugrunde liegen mag. Hatte es physische oder hatte es psychische Ursachen? Für Mesmer bestand darin bald kein Unterschied mehr, für ihn gab es irgendwann nur noch eine Krankheit und eine Ursache, und die zentrale Rolle spielten dabei die Nervenbahnen.

Die Verbindung Mesmers mit Messerschmidt ist deshalb von so großem Interesse, weil sich beide ab den frühen 1770er-Jahren in besonderer Weise um die psychische Verfassung der Menschen kümmerten. Mesmer konnte in der Wahrnehmung dabei viel von der Sensibilität des Bildhauers lernen. Umgekehrt hat Messerschmidt wahrscheinlich auch Impulse Mesmers aufgenommen. Bei mehreren seiner Büsten, darunter der *Innerlich verschlossene Gram* und *Ein mit Verstopfung Behafteter,* fällt auf, dass der Mund krampfhaft zusammengedrückt ist und durch ein kleines metallenes Objekt verschlossen wird. Handelt es sich dabei um Magnete, die in der medizinischen Heilkunst seit langem Verwendung fanden und von Mesmer um diese Zeit für seine eigenen Therapien wiederentdeckt wurden?

6
DER ERSTE FALL: JUNGFER OESTERLIN

In den ersten Jahren als Arzt praktiziert Mesmer in der für die Zeit gewohnten Art und Weise. Er lässt die Patienten zur Ader, um den Blutkreislauf zu regulieren, setzt Blutegel und Ziehpflaster, um Fieber zu senken oder verordnet diverse Substanzen, um Magen und Darm zu entleeren und dadurch den Körper von inneren Blockaden und giftigen Substanzen zu befreien. Nichts Ungewöhnliches ist daran zu erkennen, und die Berichte von seinem Dasein in Wien gelten weniger seinem Wirken als Arzt oder Wissenschaftler, als vielmehr dem Glanz seines Hausstandes und seinem besonderen Vermögen, das ungewöhnliche Instrument einer Glasharmonika zu spielen. Er hat genau die Hälfte seines Lebens bereits hinter sich, als er durch die Behandlung der Jungfer Franzel Oesterlin als Arzt hervortritt. Im Umgang mit ihr entdeckt er für sich eine neue Heilmethode, die für sein weiteres Leben entscheidend wird und mit der er Furore macht – die Heilung mittels des Animalischen Magnetismus.

Franzel Oesterlin, damals 28 Jahre alt, lebte gemeinsam mit ihrer Schwester wohl als Bedienstete in Mesmers Haus. Ihre Krankengeschichte ist nicht zuletzt aus den Briefen Leopold Mozarts bekannt. Er hat einen vertrauten Einblick in das Geschehen bei Mesmer und nimmt am Schicksal der Patientin großen Anteil. Am 21. Juli 1773 schreibt er: »Die Frl. Franzl trafen wir im Bette an, sie ist wirklich ziemlich abgemergelt«, und er fügt besorgt hinzu: »noch eine solche Krankheit, so ist sie weg!« Franzel Oesterlin erscheint ihm also sterbenskrank. Seit Langem schon plagen sie Zustände, bei denen »das Blut ungestüm in den Kopf drang, und die fürchterlichste Zahn- und Ohrenschmerzen verursachte, welche mit Wahnwitz, Wuth, Erbrechen und Ohnmachten verbunden waren«. Als Bezeichnung für diesen Erscheinungszustand, bei dem der Körper der Patienten von krampfartigen Anfällen, die sie schier zum Wahnsinn trieben, gepackt wurde, hatten sich im süddeutschen Sprachgebrauch die Begriffe der *Gichter* oder *Fraisen* eingebürgert. Sie waren zwar recht vage in der Bestimmung dessen, was tatsächlich in den Körpern vor sich ging und was vor allem die Ursache des üblen Geschehens war, sie vermittelten aber den Zeitgenossen ein hinreichend klares Bild dahingehend, dass es sich um ein fürchterliches Leiden handelte, mit dem nicht zu spaßen war und vor dem bewahrt zu werden man nur inständig hoffen konnte.

Die Patienten, und auch die Oesterlin, wurden bei solchen Anfällen gewöhnlich all den Kuren und Prozeduren unterzogen, die der zeitgenössischen Medizin zur Verfügung standen. Sie waren dermaßen grob und hart, dass sich Leopold Mozart wunderte, wie die Patientin diese Behandlung angesichts ihres Allgemeinzustands überlebte: »Es ist zum Erstaunen, daß sie so vieles Aderlassen, Medicinen und Versicatorien, Fraysen, Ohnmachten etc. ausstehen kann, da sie nichts als Haut und Beine hat.« Allein es half nichts. Die Patientin wurde immer wieder von ihrer entsetzlichen Krankheit heimgesucht. »Mit einem hysterischen Fieber verbanden sich Zuckungen, anhaltendes Erbrechen, Schwermuth, Wahnwitz, manchmal Raserey, Starrsucht, Ohnmachten, Lähmungen, die etwelche Tage anhielten und andere dergleichen gräßliche Zufälle.«

Die herkömmliche Medizin war an ihre Grenzen gestoßen. Was nun noch versucht werden konnte, war die Behandlung mit Stahlmagneten, eine Heilmethode, die seit dem ausgehenden Mittelalter immer wieder propagiert worden und gerade erneut in Mode gekommen war. Spezialist für die Herstellung solcherart geeigneter Magnete in Wien war der Hofastronom Maximilian Hell. Er war mit Mesmer befreundet und hatte seinerzeit dessen Dissertation über den Einfluss der himmlischen Körper auf die menschlichen mit vollkommener Zustimmung gelesen. Hell war es deshalb, der für Mesmer die passenden Magnete herstellen ließ. Zwei hatten eine längliche Form und einer die eines Herzens. Mesmer war kein Spezialist für diese Therapie. Er hatte, wie er in einer frühen Schrift bekannte, »vom Magnet die gewöhnlichen Kenntnisse«. Die Grundprinzipien, die der magnetischen Behandlung zugrunde lagen, deckten sich aber mit seinen eigenen Überlegungen, wonach die im Kosmos vorhandenen Kräfte so gerichtet werden mussten, dass sie auftretende Blockaden im Körper brachen und ihn der natürlichen Harmonie des ungebrochenen Flusses der verschiedenen Körpersäfte wieder zuführten. Denn entsprachen die Anfälle, von denen die Oesterlin in erschreckender Regelmäßigkeit heimgesucht wurde, nicht dem Rhythmus von Ebbe und Flut, von Kommen und Gehen, von Anspannung und Entspannung? Und war es dem Magneten nicht möglich, Kräfte im Innern von Eisen und Stahl durch bloßes Bestreichen so zu richten, dass sie sich harmonisch nach den zwei Polen ausrichteten? Solches auch im menschlichen Körper zu bewerkstelligen, darauf kam es bei der Therapie an.

Mesmer legte Franzel Oesterlin also die Magnete an, und sie zeigten schon nach wenigen Tagen erstaunliche Wirkung. Mesmer berichtet: »Als meine Patientin im Monat Julio einen neuen Anfall bekam« – es soll genau der 28. Juli 1774 gewesen sein – »band ich ihr zween gebogene Magneten an die Füße und hieng ihr einen herzförmigen an die Brust. Plötzlich erhob sich ein heißer zerreißender Schmerz von den Füßen an, strömte aufwärts, hinterließ durchgehende bey jedem Gelenke ein Brennen gleich einer glühenden Kohle. Dieser fremde Auftritt erweckte bey der Kranken und den Umstehenden Schrecken! Ich nöthigte die Kranke die Magnete zu behalten und legte noch mehrere an den unteren Teilen an. Sie bemerkte hierauf, daß der magnetische Strohm den Schmerzen, welcher in den oberen Theilen zugenommen hatte, mit Gewalt herabriß. Dieses Hin- und Herreißen dauerte die ganze Nacht und brachte an der ganzen Seite, welcher in einem vorigen Anfall lahm war, einen häufigen Schweiß hervor auf welchen sich die Schmerzen samt allen Zufällen nach und nach verloren. Sie war auf alle Magnete unempfindlich und von diesem Anfall geheilt (…). Ich rieth ihr, beständig einige Magnete an sich zu tragen, worauf sie sich gar bald erholet und sie befindet sich seither ganz gesund.« Nach drei Wochen war die Jungfer wieder vollkommen hergestellt, so sehr sogar, dass sie sich bald darauf mit Mesmers Stiefsohn verheiraten konnte und so zur Frau von Bosch wurde.

Die Zeitungen überschlugen sich ob dieses spektakulären Erfolgs. Das Churbaierische Intelligenzblatt in München berichtete am 22. Dezember 1774,»wonach Herr Hell in Wien in der Naturlehre eine Sache entdeckt habe, die in Europa Aufsehen machen werde. Danach sei der Magnet ein *analogon fluidi nervei* und man lege den Kranken magnetische Ringe, so dünn wie Blech um Hals, Bauch, Arme und Füße, wodurch der Nervensaft in heftige Bewegung komme. Hell habe so in Gegenwart des Arztes Mesmer etliche zwanzig Kranke, alte und junge, reiche und arme geheilet, ja Lahme gesund gemacht und zwar unentgeltlich ›um die Eyfersucht nicht zu sehr wider sich zu reizen‹«. Die Meldung enthält zwei warnende Signale: zum einen die Tendenz zur massiven Übertreibung, wenn behauptet wurde, dass Lahme so flink wieder zum Laufen gebracht worden seien, und zum anderen die Warnung, dass allzu großer Erfolg schnell auch Gegenkräfte, Neid und Eifersucht, weckten und man sich daher besser bedeckt zeigen sollte. Die geschäftlichen Interessen der Konkurrenten zu respektieren, kann daher als die mindeste Vorkehrmaßnahme zum Eigenschutz angesehen werden. Wie sehr dies galt, sollte Mesmer bald schon im Konflikt mit seinen Kollegen erfahren.

Die Magnetkur hätte, trotz ihres beeindruckenden Erfolgs, keine weiteren Wirkungen gezeigt, wäre Mesmer bei der Behandlung nicht noch zweierlei aufgefallen. Offensichtlich ging dem Heilprozess zuerst eine Verschlimmerung der Beschwerden, ja eine geradezu kritische Phase voraus. Mesmer nahm diese Beobachtung in seine konzeptionellen Überlegungen auf und entwickelte daraus für seine Heilmethode die Regel, dass der Patient nicht nur eine mögliche Krise überstehen müsse, sondern dass er in eine solche Krise geradezu gebracht werden müsse, um anschließend auf den Weg der Besserung geführt und schließlich geheilt werden zu können.

Die zweite Beobachtung betraf die Rolle der Magnete. Zwar waren von ihnen zunächst die entscheidenden Impulse für die Genesung der Oesterlin ausgegangen, doch schien deren Verwendung nicht unbedingt zwingend. Das innerliche Strömen einer sehr feinen Materie, von der die Patientin berichtet hatte, war für Mesmer nicht gleichzusetzen mit der bekannten magnetischen Strahlung. Es musste sich um ein anderes Phänomen handeln, und das Element, das dieses Phänomen hervorbrachte, musste »ein vom Magnet verschiedener Stoff« sein. Mesmer greift auf seine neun Jahre zuvor in der Dissertation vorgetragene These vom Einfluss der Planeten auf den menschlichen Körper zurück und definiert die *gravitas animalis,* die der planetarischen Gravität entsprechende Kraft, nun als ein *fluidum,* als ein feinstes physikalisches Element, das in und außerhalb der menschlichen Körper vorhanden ist und durch die Intervention des Arztes gesteuert werden kann. Die Wirkung dieser eben entdeckten Kraft erscheint ihrem Entdecker vollkommen neuartig und ist doch auch vergleichbar mit der der Magnete, weshalb er sie *Magnetismus animalis* nennt.

Zum Beweis, dass dem so ist, lässt er die Magnete bei der weiteren Behandlung der Oesterlin einfach weg und verwendet stattdessen alle möglichen andere Materialien: »Ich habe gefunden, daß nicht nur der Stahl allein geschickt sey die magnetische Kraft aufzunehmen, sondern ich machte Papier, Brod, Wolle, Seide, Leder,

Glas, Wasser, verschiedene Metalle, Holz, Hunde, Menschen, alles was ich berührte so magnetisch, daß gedachte Körper für sich die nähmliche Wirkung auf die Kranke taten als die Magnete selbst. Ich ladete Flaschen mit der magnetischen Materie, wie man solches bey der Elektrik zu thun pflegt.«

Das war in der Tat spektakulär. Die verblüffende Wirkung der Magnetsteine war seit der Antike bekannt und mittlerweile theoretisch weitgehend erkundet, auch das noch viel faszinierendere Phänomen der Elektrizität war seit hundertfünfzig Jahren Gegenstand von allerlei Versuchen und therapeutisch genutzt. Was Mesmer nun aber zur Diskussion stellte, war eine weitere, bisher völlig unbekannte Kraft, die universell verbreitet und von ungeheurem Wirkungspotenzial zu sein versprach. Ja, sie schien sogar durch geschlossene Türen und durch massive Mauern hindurch zu wirken und der Kranken ganz nach dem Belieben Mesmers »auf jeden Theil des Leibes (…) einen so heftigen Schlag« zu versetzen, »als hätte sie einen Hieb mit einem stumpfen Eisen bekommen«.

Mesmer war offenbar ganz benommen von seiner Entdeckung und machte sich Anfang 1775 sogleich daran, sie der Öffentlichkeit in einem Sendschreiben mitzuteilen. Damit beschwört er die erste Kontroverse seines an Kontroversen reichen Lebens herauf.

7
MAGNETKUR UND ELEKTROTHERAPIE

Mesmer nahm für sich in Anspruch, mit seiner Therapie bei der Jungfer Oesterlin in der vordersten Linie der medizinischen Forschung zu agieren. Seine Bezugspunkte waren dabei die Magnetkur und die Elektrotherapie. Während der Einsatz von Magneten schon seit etwa 1600 gebräuchlich war, handelte es sich bei der Elektrotherapie um ein vergleichsweise junges Phänomen. Beide Verfahren sind als Wurzeln seines Forschens und Agierens indes gleich wichtig für ihn geworden, obwohl sie zwei ganz verschiedenen Denkarten entsprangen.

Schon durch die Bezeichnung seiner Lehre als Animalischen Magnetismus nahm Mesmer klar Bezug auf die Tradition der Magnetkuren. Und auch seine ersten therapeutischen Ansätze waren durch den Einsatz von Heilmagneten geprägt. Zwar erklärte er in seinen Schriften, ab 1776 auf Magnete verzichtet zu haben. Das trifft jedoch nicht ganz zu, da sie sich auch später in den Apparaten, die er für seine Behandlung entwickelte, wiederfanden. Ihre Bedeutung hatte sich aber verändert. Nun waren sie, wie der Aderlass, den er hin und wieder praktizierte, nur noch ein ergänzendes Instrument in einem ansonsten gänzlich veränderten Heilverfahren.

Die eigenartige Wirkung sogenannter Magnetsteine, also von Mineralien mit großen Eisenoxidanteilen, hatte bereits die Menschen in der Antike fasziniert. Als es seit dem 12. Jahrhundert gelang, Magnete auch künstlich herzustellen, indem man Eisen oder Stahl mit natürlichen Magneteisensteinen bestrich – eine Geste, die Mesmer in sein Behandlungsverfahren übernahm –, wurden sie verstärkt Gegenstand der physikalischen und bald auch medizinischen Betrachtung. Zentraler Bezugspunkt dabei wurde Paracelsus, der den Magneten ob seiner Phänomene von Anziehung und Abstoßung als Metapher in seiner kosmologischen Lehre verwendete und zugleich wegen seiner natürlichen Wirkungskraft als hilfreiches Instrument in konkreten Heilverfahren empfahl. Gerade seine Doppelcodierung als natürlich-physikalisches Phänomen und als Metapher machte den Magneten so geeignet für magische Auffassungen in der frühneuzeitlichen Welt- und Naturbetrachtung, so dass der italienische Arzt und Naturforscher Gerolamo Cardano 1558 ohne Bedenken sagen konnte: Der Magnet »zeigt die warheit an«. In Liebesdingen etwa konnte er leicht als Indikator dienen: Magnetische Attraktion stand für Sympathie, Abstoßung für Antipathie. Gab es daher Zweifel an der ehelichen Treue, so musste man der Empfehlung des Neapolitaner Universalgelehrten Giambattista Della Porta zufolge nur einen Magneten unter das Kopfkissen der Ehefrau legen, um zu erkennen, wie die Dinge stehen: »So wird sie / wenn sie keusch / auch schlafend um ihn fallen: Die aber heimlich buhlt mus aus dem bette prallen.«

Die Identifizierung individueller Beziehungen mit physikalischen Vorgängen, die sich insbesondere im Terminus der »magnetischen Anziehung« artikulierte, wurde fortan zum festen Begriff und auch zum Leitprinzip einer magisch grundierten Medizin. Analoge Beziehungen und sympathetische Vorstellungen, wonach äußere Ähnlichkeiten innere Verbindungen aufzeigen, wurden Grundlage von Heilkonzepten. Amulette in Herzform eigneten sich so besonders gut für die Behandlung von Herzleiden, und Magneten wurden aufgrund ihrer Attraktionsfähigkeit das Potenzial zugeschrieben, Krankheiten quasi aus dem Körper herauszuziehen.

Stand so die Magnetkur für die alte Idee der *magia naturalis*, einer auf die Wunder der Natur vertrauenden Weltbetrachtung, so wies die Entdeckung der Elektrizität und die daraus entwickelte Elektrotherapie den Weg in die rationale Moderne. Um Mesmers Selbstbild eines Aufklärers nachvollziehen zu können, muss man sich die Entdeckung der Elektrizität und ihrer Wirkungen im Zeitalter der Aufklärung vor Augen führen. Sie bildete, metaphorisch betrachtet, das elektromagnetische Feld für Mesmers eigene Erkundungen.

Auch das Phänomen der Elektrizität war bereits in der Antike bekannt. Es trat den Menschen vor allem in zwei Erscheinungen entgegen: in der Form des Blitzes und in der Gestalt des Bernsteins. Die Griechen entdeckten beim Bernstein nämlich eine seltsame Eigenschaft: Wenn man ihn rieb, zog er Staub und leichte Wollteile an. Deshalb wurde er in vornehmen Häusern als eine Art Kleiderbürste genutzt. Blitze hingegen wurden als ein Feuer gedeutet, das sich in den Wolken entzündete und auf die Erde herabfiel.

Große Fortschritte in der Deutung dieser Phänomene gab es erst um 1600, als der britische Arzt und Naturforscher William Gilbert erkannte, dass nicht nur Bernstein, sondern auch andere Materialien durch Reibung aufgeladen wurden und dadurch wie Magnete eine Anziehungskraft auf leichte Körper ausübten. Gilbert nannte diese Kraft *vis electrica* nach dem griechischen Wort *Elektron* für Bernstein. War Elektrizität bis dahin nur als ein natürliches Phänomen bekannt, so gelang 1672 dem deutschen Physiker und Bürgermeister von Magdeburg Otto von Guericke eine Art Elektrisiermaschine. Guericke nahm eine Kugel aus geschmolzenem Schwefel, lagerte sie in einem Holzgestell. Wenn er sie drehte und mit der Hand ein paar Mal darüber strich, lud sie sich auf und zog kleine Schnitzel von Gold, Silber, Papier und Laub an. Steckte er sie dagegen auf einen Eisenstab und brachte sie auf diese Weise in Drehung, so konnte er feststellen, dass eine Feder auch abgestoßen und gleichsam in der Luft gehalten werden konnte.

Ab etwa 1700 machte sich ganz Europa daran, diese eigenartige Kraft zu erforschen. Die Wissenschaftler waren förmlich elektrisiert, und das Publikum schaute ihnen bei ihren Experimenten gespannt zu. Bei den Elektrisiermaschinen wurde die Schwefelkugel durch

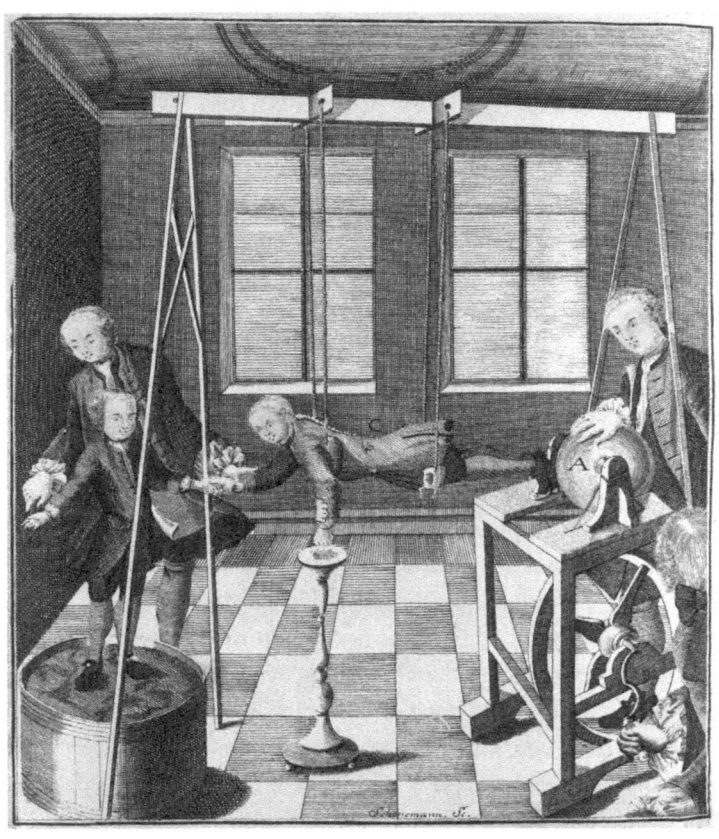

Versuch mit einer Kugel-Elektrisiermaschine, 1743

eine Glaskugel oder eine Glasscheibe ersetzt und zum Antrieb mit einer Kurbel versehen. Nun stellte sich aber die Frage, wie der entstandene Strom weitergeleitet werden kann. Hanfschnüre erwiesen sich als besonders geeignet, da sie Feuchtigkeit speicherten und sich dadurch, bei den hohen Spannungen der Reibungselektrizität, sehr leitfähig zeigten, während Seide sich dagegen als Isolator erwies.

Hanfschnüre tauchen deshalb später in dem Gerät, das Mesmer für seine Behandlungen schuf, wieder auf.

Besonders faszinierend waren für die Zeitgenossen allerdings Experimente, bei denen man Menschen elektrisierte. Der von einer Elektrisiermaschine erzeugte Strom wurde dafür auf jemanden übertragen, der dann die bekannten Wirkungskräfte auf leichte Stoffe ausübte oder einfach an andere Personen weitergab. Um 1750 erschienen in ganz Europa Werke mit detaillierten Kupferstichillustrationen, in denen die neuen Erkenntnisse zur Elektrizität der Körper verbreitet wurden. Das Phänomen war spektakulär und eignete sich vorzüglich für allerlei Späße. So ließ der König von Frankreich einmal 180 Soldaten seiner Garde einen Kreis bilden und amüsierte sich köstlich, als sie vom Strom getroffen fast gleichzeitig in die Luft sprangen. Aus den wissenschaftlichen Erkundungen wurde ein immer größeres Volksvergnügen. Die gebildeten Stände versammelten sich in Akademien und Salons, um sich die neusten Experimente und sensationellen Effekte vorführen zu lassen. Etwa, wie man es fertig brachte, durch einen elektrischen Funkenschlag ein Schälchen mit hochprozentigem Alkohol zu entzünden. Das Ganze erinnerte nicht von ungefähr an Zauberei.

Was im Kleinen geschah, wirkte auch im Großen – bei der Entstehung von Blitzen. Hier war es der amerikanische Staatsmann und Erfinder Benjamin Franklin, der die Wissenschaft voranbrachte. Mesmer war mit ihm bekannt, die beiden sind sich später in Paris begegnet. Es endete für Mesmer allerdings, wie zu sehen sein wird, wenig erfreulich. Franklin erkannte, dass Blitze nach dem gleichen Prinzip entstanden wie künstlich erzeugte Elektrizität und dass Metallstangen, die an ihrem Ende zugespitzt waren, die Elektrizität leichter entluden als stumpfe. Daraus entwickelte er 1747 den Vorschlag zum Bau eines Blitzableiters. Es dauerte zwar noch eine Weile, bis sich der Blitzableiter allgemein durchgesetzt hatte. Um

1800 war er jedoch schon sehr verbreitet. Außerdem gab es einige kuriose Anwendungen wie Blitzableiter für Damenhüte oder Regenschirme. Bei Mesmer taucht der Blitzableiter später in umgekehrter Richtung auf: als Instrument zur Energieübertragung auf kranke Körperteile.

Eine letzte wichtige Entdeckung, die im Zusammenhang mit Mesmers Überlegungen zu sehen ist und geeignet war, die heillose Begriffsverwirrung noch weiter zu steigern, gelang dem italienischen Anatomiker Luigi Galvani ab 1785. Er fragte sich, ob es nicht bei allen Lebewesen, wie es von den elektrischen Fischen schon bekannt war, eine eigene »tierische Elektrizität« gäbe. Um das zu überprüfen, unternahm er mehrere Versuche mit Fröschen. Und tatsächlich konnte er Muskelzuckungen feststellen, sobald er die Frösche mit elektrischen Spannungsfeldern in Verbindung brachte. Die Ursache für den entstandenen elektrischen Strom war freilich nicht die vermutete »physiologische Elektrizität«, sondern nur die Leitfähigkeit des Frosches als sogenanntes Elektrolyt.

Angesichts des Eifers, mit dem im 18. Jahrhundert den Phänomenen der Elektrizität nachgestellt wurde und Ableitungen jeglicher Art vorgenommen wurden, konnte man berechtigterweise von einer Theologie der Elektrizität sprechen. Sie ging so weit, dass man sich Gedanken darüber machte, ob man mittels Elektrizität nicht auch den Tod überwinden könnte. So ließ der Physiker und kritische Geist Georg Christoph Lichtenberg in einer Dissertation klären, ob man mit Elektrizität Tiere wieder zum Leben erwecken könnte, die zuvor ertränkt oder mit Kohlendioxid vergiftet worden waren. Die Experimente wurden von Christoph Wilhelm Hufeland durchgeführt, der später als Direktor der Charité in Berlin zu einem der wichtigsten Förderer des tierischen Magnetismus werden sollte. In solchen Versuchen und Denkansätzen wurde die Doppelgesichtigkeit der Aufklärung erkennbar, Ordnung in das Chaos der Welt-

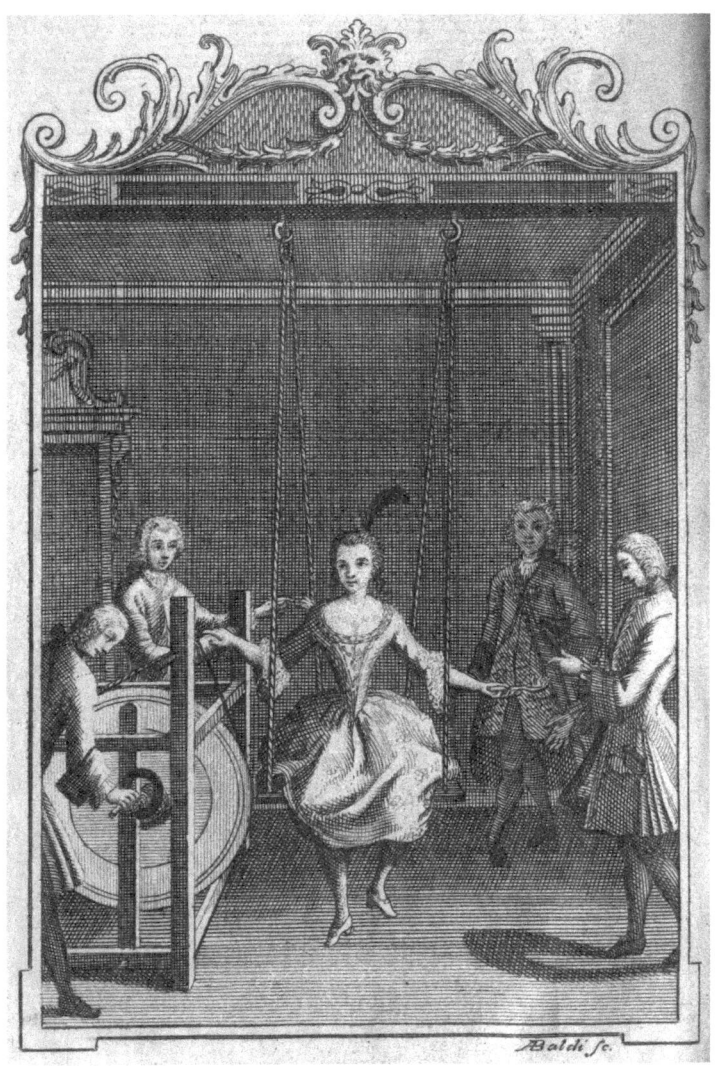

Elektrifizierung einer Dame und Entzündung von Alkohol durch den elektrischen Funken, 1747

erfahrung bringen zu wollen und doch auch immer wieder neues Chaos, neue Unsicherheit, neue Ungeheuer zu gebären.

Das gilt auch für die Nutzung der Elektrizität in der medizinischen Therapie. Ab etwa 1740 wurden die Elektrisiermaschinen zu medizinischen Zwecken eingesetzt. Ihre Anwendung dürfte bei den ohnehin schon geplagten Kranken äußerst schmerzhaft gewesen sein, ihr Nutzen kaum bestimmbar. Dennoch empfahl Christian Gottlieb Kratzenstein, der Begründer der Elektrotherapie, das neue Verfahren in seiner *Abhandlung von dem Nutzen der Elektricität in der Arzneywissenschaft* von 1744 als ein Allheilmittel. Die »Electrification« der Kranken löse die Stauung der Körpersäfte, indem sie Schwefel und Salzteilchen austreibe. Sie sei daher besonders angezeigt bei »Dickblütigkeit« und »Kongestionen«, also Stauungen aller Art wie Kopfschmerzen, Brustbeschwerden, Fieber und sogar der Pest. Später wurden die Anwendungsbereiche auf gelähmte Glieder ausgedehnt. Muskeln und Nerven wurden dafür als geeignete Elektrisierungspunkte ausgemacht. Wie eine solche Behandlung vor sich ging, schilderte der Regensburger Arzt Johann Gottlieb Schäffer 1766 in seinem Lehrbuch *Die Electrische Medizin* am Fall einer 56-jährigen Frau, die durch einen »Schlagfluss« auf einer Seite gelähmt war: »Ich wickelte die, an die drey Flaschen gewundene, und im Wasser sich befindende, meßingene Kette um den gelähmten Fuß; den gelähmten Arm aber brachte ich an die vor dem Bette in seidnen Schnüren schwebende metallene Röhre. Jedesmalen ließen sich nicht nur die Funken sehr lebhaft sehen, und mit einem dicken Knalle hören; sondern auch bey jedem Schlage eines erregten Funkens bewegte sich der lahme Fuß. Diese elektrische Erschütterung nahm ich fast täglich eine 4telstunde lang vor (…) Nach der ersten Woche merkte man (…), daß die Empfindung in den gelähmten Gliedern sich wieder einstellete.«

Auch Franz Anton Mesmer macht sich das neue Verfahren zu eigen. Für ihn bedeutet es aber nur einen Zwischenschritt zum Eigentlichen, der Synthese der alten naturmagischen Traditionen mit den neuen naturwissenschaftlichen Erkenntnissen. Es wird ihm tatsächlich gelingen, die Tür aufzustoßen zu etwas Neuem, auch wenn er kaum ahnt, worin es liegen wird. Zunächst aber gilt es, den Kampf mit den Vertretern des alten Denkens aufzunehmen.

8
DER ZWEITE FALL: DIE AUSTREIBUNG DES TEUFELS

Eine hervorragende Möglichkeit, seine Neuentdeckung öffentlich zu präsentieren, bot sich Mesmer schon im Sommer 1775, als er in seine Heimatstadt Meersburg gerufen wurde, um dem ebenso erfolgreichen wie unheimlichen Treiben des vagabundierenden Exorzisten Johann Josef Gaßner ein Ende zu bereiten. Der 1727 in Vorarlberg geborene Gaßner hatte in Prag und Innsbruck gleichfalls bei den Jesuiten Theologie studiert und 1758 die Pfarrei von Klösterle im Bistum Chur übernommen. Als er an der *Dörrsucht,* einem mit stetem Gewichtsverlust verbundenen Leiden, erkrankte und alle medizinischen Behandlungsversuche erfolglos blieben, sah er sich »vom Satan gepackt« und schrieb seine Erkrankung, da sie ihn überdies vornehmlich bei der Ausübung seines geistlichen Amtes überfiel, dämonischen Einflüssen zu. Wenn dem aber so war, dann konnte er ihr nicht mit einer der üblichen medizinischen Therapien, sondern nur durch einen regelrechten Exorzismus, wie ihn die katholische Kirche hochoffiziell festgelegt hatte, beikommen. Die Intervention verlief erfolgreich, und Gaßner ließ das Verfahren bei Bedarf auch seinen Pfarrkindern zuteilwerden.

Allmählich verbreitete sich sein Ruf als Geistheiler so sehr, dass er immer mehr Kranke aus der Schweiz, Tirol und Schwaben anlockte und an Leib und Seele gesundet wieder entließ. Sein Wirkungskreis wäre wahrscheinlich regional begrenzt geblieben, wenn er seine Heilmethode nicht publizistisch verbreitet hätte und wenn er sie nicht auch in höheren Kreisen hätte vorführen dürfen. Im Frühjahr 1774 wurde er jedoch vom Grafen zu Waldburg-Wolfegg gebeten, dessen Tochter Maria Bernadina zu heilen. Das Mädchen war an den *Gichtern* erkrankt. Sie äußerten sich gewöhnlich in krampfhaften, mit Zuckungen, Schreien, gelegentlich gar mit Bewusstlosigkeit

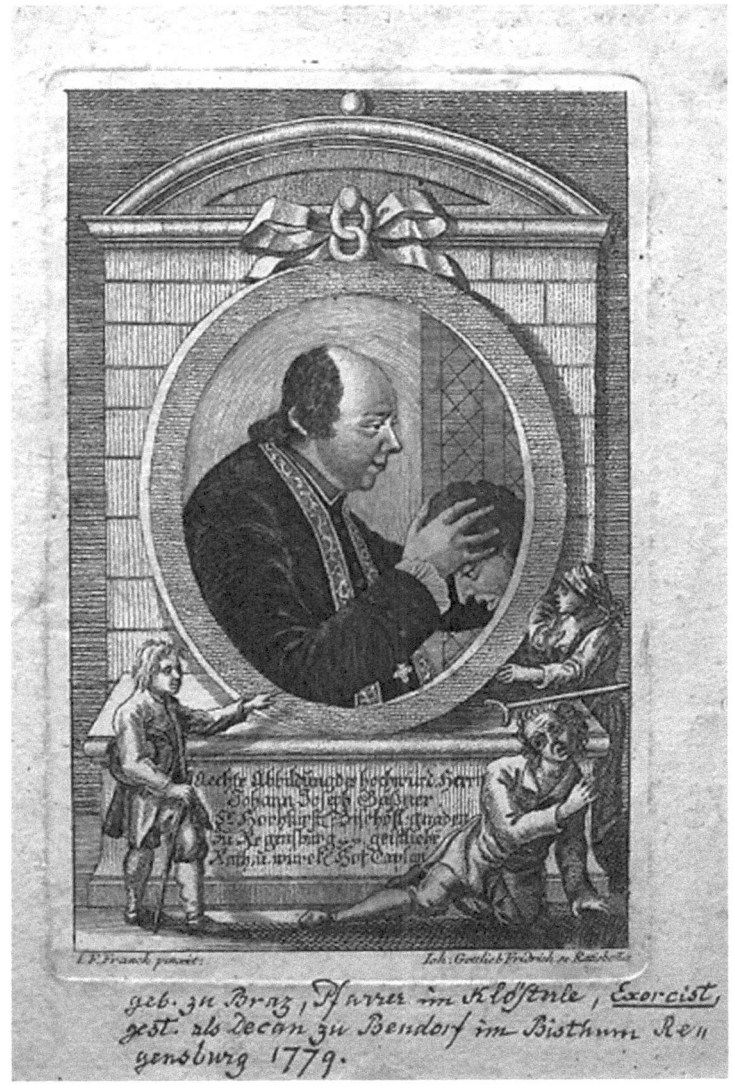

Der Vorarlberger Pfarrer und Exorzist Johann Josef Gaßner beim Handauflegen verbundenen Anfällen, was dem Kind teuflische Züge verlieh und entsprechende Maßnahmen nahelegte. Eine erste, auf Tag und Stunde genau festgelegte Fernheilung brachte nur kurze Zeit Entlastung, weitere, nun persönliche Interventionen sollen die Patientin immerhin ein Jahr lang von ihren Beschwerden befreit haben. Akten über den Fortgang der Krankengeschichte fehlen, doch zeigen sechs umfangreiche Bände von Gaßners Schriften und Gegenschriften seiner Widersacher, die sich in der Bibliothek zu Wolfegg erhalten haben, dass sich der Graf über den Fortgang der Gaßnerschen Angelegenheit auf dem Laufenden hielt.

Der Besuch auf Schloss Wolfegg war der Auftakt zu einer fulminanten Wunderfahrt des Teufelsaustreibers und Geistheilers an den Bodensee. Die fürstbischöfliche Residenz in Meersburg bildete die erste Station. »Generals, Reichspröbste, Domherrn, Baronen und Baroneßinen von Costanz, andere gemeine Priester und Leute warteten schon bey 10 Tag auf ihren Erlöser«, wie der bischöfliche Kabinettssekretär Knaller in einem ausführlichen Bericht über Gaßners »Wunder zu Mörsburg« festhielt.

Was die Menge in Meersburg zu sehen bekam, konnte einen durchaus an das furchteinflößende Gebaren eines Teufels glauben lassen. Die Menschen, die sich der Prozedur des Exorzisten unterzogen, schrien und tobten, fielen in Krämpfe, wälzten sich auf dem Boden, bis ihnen Gaßner die Hände auflegte und mit Formeln wie »Im Namen Jesu befehle ich dir, daß du augenblicklich von mir weichest, verdammter höllischer Geist! Jesus! Jesus! Jesus!« und die wildgewordenen Patienten auf diese Weise unter den staunenden Blicken des Publikums wieder beruhigte.

Der Fürstbischof von Konstanz, Kardinal Franz Conrad von Rodt, sah in dem Spektakel jedoch weniger eine Wirkungsmacht des Teufels als vielmehr die teuflischen Machenschaftem eines Exorzisten, bei denen der Satan durch Beelzebub ausgetrieben wurde. Dem auf-

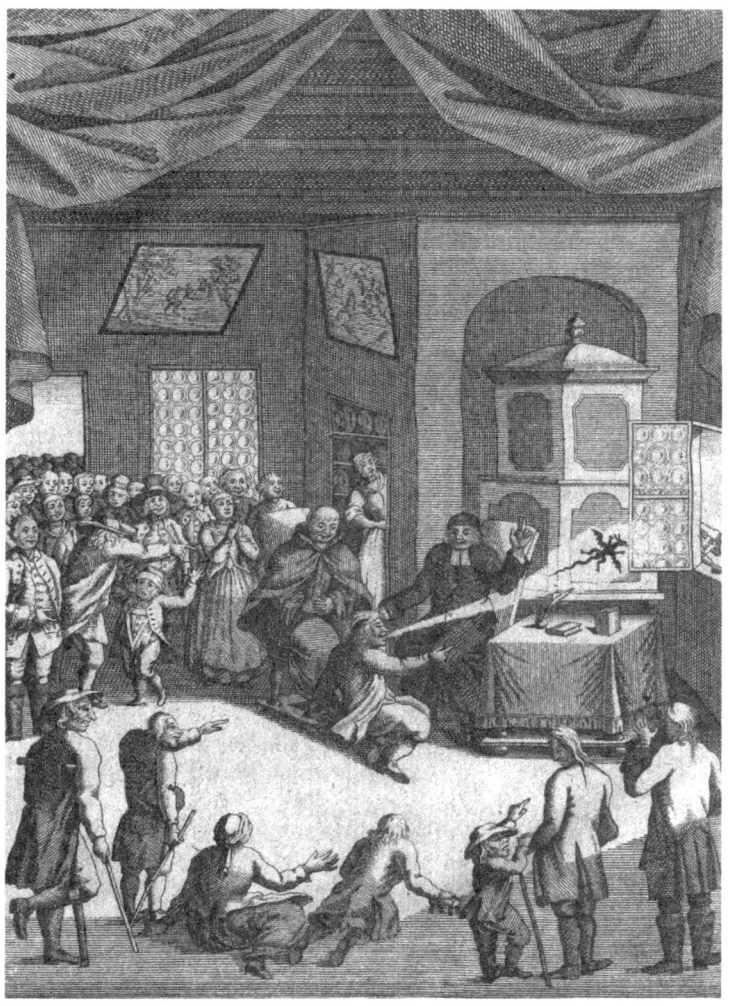

Teufelsaustreibung durch den Exorzisten Johann Josef Gaßner in Meersburg 1774

geklärten Herrn war das *geistliche Theater*, das da vor seinen Augen aufgeführt wurde, ein Graus, dem er mit der ganzen Autorität seines Amtes ein Ende zu machen gedachte. Er verbot kurzerhand weitere Auftritte in seiner Diözese und versäumte es auch nicht, dem für Gaßner zuständigen Amtskollegen in Chur in klaren Worten seine Ansicht mitzuteilen. Er müsse im Vertrauen bekennen, dass er »dem Prinzipio, nach welchem Gaßner fast alle möglichen Krankheiten und Gebrechen von der gebundenen Gewalt des Satans und der Malefiz herleiten will«, nicht zustimmen könne. Zudem wisse man im Bistum Konstanz sehr wohl, dass man keine göttlichen Kräfte zu bemühen brauche, um mit »allerhand Suggestionibus« Erstaunliches erreichen zu können. Mit diesem Erklärungsansatz zeigte sich der Fürstbischof tendenziell auf dem richtigen Weg und zugleich auf der Höhe seines aufklärerischen Zeitalters, wenngleich er die Zusammenhänge im Einzelnen auch nicht so genau darzulegen wusste, weshalb bald noch Mesmer hinzugezogen werden sollte.

Gaßner musste indes nur ein paar Kilometer weiterziehen, um die Diözese Konstanz hinter sich zu lassen. Im Kloster Salem bot ihm der Fürstabt ein neues Podium. Binnen vier Wochen ließ er dort 1.340 Personen »Hilfe und Guttaten« zukommen, bevor er sich zur nächsten Station, dem Kloster Reute, aufmachte.

Den Höhepunkt seines ganzen Wirkens erreichte er jedoch in Ellwangen. Dorthin war er vom Regensburger Bischof Anton Ignaz Graf von Fugger, der in Personalunion auch der Fürstpropstei Erlangen vorstand, nicht nur eingeladen worden. Er war von ihm sogleich auch zum Hofkaplan und Geistlichen Rat ernannt worden. Sieben Monate, von November 1774 bis Juni 1775, verbrachte Gaßner in der kleinen Stadt und behandelte in dieser Zeit, wie allenthalben berichtet wurde, rund 20.000 Kranke. Der Herausgeber der Deutschen Chronik Christian Friedrich Daniel Schubart berichtet in seinen Erinnerungen: »Die Straße von Aalen nach Ellwangen wimmelte (…)

damals von elenden Pilgrimen, welche bei Gaßnern Hülfe suchten. Das tausendfältige Elend von 10. 20. 30. Meilwegs in die Länge und Breite schien in dieser Gegend zusammengedrängt zu seyn. Alle Heerbergen, Ställe, Schaathäuser, Zäune und Hecken lagen voll von Blinden, Tauben, Lahmen, Krüppeln; von Epilepsie, Schlagflüssen, Gicht und anderen Zufällen jämmerlich zugerichteten Menschen. Was Krebs, Eiter, Grind und Krätze, Ekelhaftes, Abscheuliches, Entsetzliches hat, selbst was die Seele drückt und entmannt – Schwermut, Wahnsinn, Tollheit, stille Wut, Raserei, Teuflische Anfechtungen –, war hier in Aalen, und auf dem Weg nach Ellwangen an Krücken, an Stecken, auf Eseln, Pferden, Karren, in Tragtüchern, auf Reffen und Bahren, in einer schrecklichen Gruppe zusammengedrängt zu sehen.«

Schubart hatte das Spektakel mit eigenen Augen gesehen, war aber gezwungen gewesen, inkognito durch das Gebiet zu reisen, da er sich zuvor publizistisch vehement gegen die Gaßnerschen Umtriebe gewandt hatte: »Der Pfarrer zu Klösterle Gaßner fährt fort, den dummen Schwabenpöbel zu blenden. Er heilt Höcker, Kröpfe, Epilepsien – nicht durch Arzneyen, sondern bloß durchs Auflegen seiner hohepriesterlichen Hand. Kürzlich hatte er ein herrliches Buch herausgegeben, wie man dem Teufel widerstehen soll, wenn er in Menschen und Häusern rumoret. Und da gibts noch tausend Menschen um mich her, die diesen Narrheiten glauben – Heiliger Sokrates, erbarme dich meiner! Wann hören wir doch einmal auf, Schwabenstreiche zu machen?«

Tatsächlich hatte Gaßner, kurz bevor er seine Heilfahrt begann, in Kempten einen *Nützlichen Unterricht wider den Teufel zu streiten* veröffentlicht, in dem er drei Fragen nachging:

»I. Kann der Teufel dem Leibe der Menschen schaden?
II. Welchen am mehresten?
III. Wie ist zu helfen?«

Mit Kempten hatte Gaßner einen Druckort gewählt, der im Teufels- und Hexenglauben eine besondere Hartnäckigkeit und Ausdauer bewies. 1775 wurde hier noch die Anna Maria Schwägelin wegen Hexerei zum Tode durch Enthauptung verurteilt, was ein besonderes Entgegenkommen war, eigentlich hätte sie den Tod auf dem Scheiterhaufen erleiden müssen. Der Fall bekam als letzter Hexenprozess im Reich traurige Berühmtheit, allerdings wurde das Urteil nicht mehr vollstreckt. Gaßner konnte sich mit seinem Anliegen in Kempten also gut aufgehoben fühlen. Sein knappes Kompendium erreichte in kürzester Zeit zehn Auflagen, wurde an mehreren Orten nachgedruckt und initiierte einen heftigen Presse- und Schriftenkrieg. In den Jahren 1774 bis 1778 erschienen weit über hundert Streitschriften und Dutzende von Presseberichten, in denen zu Gaßners Treiben Stellung genommen wurde. Die Allgemeine deutsche Bibliothek, das führende Kritikerblatt der deutschen Aufklärung für Publikationen und Debatten aller Art, kam mit der Berichterstattung darüber kaum mehr nach.

Als der Streit über Gaßners Treiben solche Ausmaße und eine solche Heftigkeit angenommen hatte, dass keiner mehr wusste, wie er jemals geschlichtet werden könnte, unterbreitete ein Anonymus einen gangbaren Weg. In seiner Schrift *Politische Frage, ob ein weislich regierender Landesfürst über die Gaßnerischen Kuren ohne Nachteil seiner Untertanen noch länger gleichgültig sein kann*, 1775 an unbekanntem Ort gedruckt, regte er eine vergleichende Untersuchung an: »Man wird die gehörigen Untersuchungsmittel und geschickte Männer zu finden wissen, um auf den wahren Grund zu kommen. Sollte es aber doch jemand seyn müssen, den ich vorzüglich in Vorschlag bringen könnte, so würde ich ohne Bedenken den berühmten Hrn. Doct. Mesmer vorschlagen, dessen wunderbare und magnetische Operationen mit jenen des Hr. Gaßners am meisten überein kommen. Dahero auch Niemand besser als er zur Entdeckung und

Untersuchung gebraucht werden könnte. Wenn Hr. Doct. Mesmer und Hr. geistl. Rath Gaßner einmal zugleich ihre Operationen vornehmen, dann sollen mich 100 fl. nicht reuen, beyden Herrn zulieb – wenn die Policey bis dorthin noch kein Reglement soll getroffen haben – nach Regensburg zu reisen.«

Der Vorschlag klang fair, und er schien ohne Hinterlist. Zwar kam es letztlich nicht zu einem Zusammentreffen der beiden Probanden und einer parallel vorzunehmenden Heilkur, weder in Regensburg noch sonst wo, doch zeigte sich Mesmer bereit, darzulegen, wie Gaßners vermeintliche Teufelsaustreibung tatsächlich funktionierte. Dafür kam er im Sommer 1775, genau ein Jahr nach dessen Auftritt, gleichfalls nach Meersburg. Das Vorhaben gelang, wie die Schaffhauser Samstag-Zeitung geradezu euphorisch berichtete:

»Der durch die Entdeckung verschiedner neuer Würckungen des Magnets und besonders des thierischen Magnetismus berühmte Hr. Doct. Mesmer ist in diesen Gegenden angekommen. Er beweiset sein System durch die wundersame Gewalt, die er über alle Menschen ausübet, bey denen der Nervensaft in einiger Unordnung ist. Durch bloße Berührung der Hände der Patienten macht er den Epileptischen ihre Paroxismos kommen, bringt Empfindungen in paralytische Glieder, erregt Ohnmachten, Schwindel, Zittern, Magenkrampf und andere hysterische und convulsivische Symptomen, ja er erwecket diese Erscheinungen sogar ohne Berührung in der Entfernung von mehreren Schritten, und sogleich als er seine Hände zurück zieht, läßt auch das Uebel nach. Diese Erscheinungen hat er sonderbar zu Mörßpurg, wo er sich einige Tage aufgehalten, in Gegenwart verschiedener Hof-Cavaliers und anderer ansehnlicher Personen, zu jedermanns Erstaunen an verschiedenen Patienten gezeiget. Hr. Doct. Mesmer eignet diese bewundernswürdige Kraft keinem Geheimniß, oder seiner Person allein zu. Alle Menschen sind nach seinem System mehr oder minder magnetisch, gewöhnlicher Weise aber sind es die eines melankolisch- oder cholerischen Temperaments am meisten; daher auch diese die gleiche Kraft, wie er selbst, besitzen. Wenn nun auch die Curen, die Hr. Doct. Mesmer unternommen, unsrer Erwartung entsprechen, so ist seine Erfindung nicht allein wunderbar, sondern eine große Wohltat für die Menschheit.«

Mesmer hatte also bewiesen, dass er im Stande war, in gleicher Weise, wie dies an gleicher Stelle ein Jahr zuvor auch Gaßner getan hatte, die Menschen in Erregung zu versetzen, dass er sie gleichsam nach Belieben schwindeln, zittern, in Ohnmacht fallen lassen, sie wie von Sinnen in epileptische Zuckungen versetzen und dann ebenso geschwind auch wieder davon befreien konnte. Was er auslöste, war durch und durch mit dem vergleichbar, was auch Gaßner bewirkt hatte und noch immer bewirkte. Mesmer verzichtete allerdings auf alle Praktiken und Formeln, Segenssprüche und Benediktionen, die im Ritual des Exorzismus vorgesehen waren, die für Gaßner aber das zentrale Moment seiner Intervention darstellten. Mit dem Verzicht auf die exorzistische Praxis wurde freilich auch die exorzistische Theorie obsolet. Das war der eigentliche Todesstoß für Gaßners Karriere.

Mesmer stellte indes keineswegs in Frage, dass Gaßner mit seinem Tun Heilerfolge gehabt habe. Nach München geladen, um vor dem bayerischen Kurfürsten und der Akademie der Wissenschaften sein eigenes Verfahren der Magnetisierung praktisch vorzuführen und damit den Gaßneriaden endlich den Garaus zu machen, betonte Mesmer, dass er Gaßner durchaus nicht für einen Lügner halte und dessen Kuren auch nicht für erdichtet erachte, nur seien »derlei Experimente nicht übernatürlichen Wundern, sondern der Natur bei gewissen Krankheitszuständen zuzuschreiben«. Gaßner besäße schlichtweg »den tierischen Magnetismus im Übermaß, ohne es selbst zu wissen«.

Der Auftritt überzeugte. Wenn das Erklärungsmodell ausgetauscht, der übernatürliche Teufel einfach durch den natürlichen, jeder Kreatur mehr oder weniger verfügbaren Magnetismus ersetzt wurde, dann konnten alle, die die Gaßnerischen Auftritte mit eigenen Augen erlebt hatten, von ihm gar geheilt wurden, an ihren Erlebnissen und Erfahrungen festhalten und sich doch auf die Höhe eines aufgeklärten Bewusstseins begeben. Damit war allen geholfen, zumal Mesmer seine Theorie durch eindrucksvolle Demonstrationen seiner magnetischen Wirkmächtigkeit unterstrich. Objekt und Opfer des Experiments wurde Pater Ildephons Kennedy, der ständige Sekretär der Münchener Akademie. Mesmer erweckte bei ihm ein »convulsivisches Zucken, so ihn je zuweilen zu überfallen pflegt, durch bloßes Entgegenhalten seines Fingers so oft und anhaltend als er gewollt«. Er tat dies mehrfach mit einem solchen Geschick, dass der Sekretär Mesmer schließlich bitten musste, »diesem Scherze ein Ende zu bereiten«. Kennedy nahm es Mesmer nicht übel, dass er dergestalt vorgeführt worden war. Im Gegenteil, er sorgte dafür, dass Mesmer am 28. November 1775 zum Mitglied der Kurbayerischen Akademie der Wissenschaften ernannt wurde, die höchste akademische Ehre, die Mesmer zeitlebens erlangen sollte.

Gaßners Tage als Heiler waren hingegen gezählt. Seine exorzistischen Auftritte wurden vom Kurfürsten in Bayern sofort und von Kaiser Joseph II. alsbald auch für das ganze Reich verboten, Gaßners Schriften von Papst Pius VI. auf den Index gesetzt und er selbst auf die kleine Pfarrei Pondorf an der Donau verbannt, wo er bereits 1779 starb.

Gaßner hatte mit seinen Umtrieben nicht nur im katholischen Raum Süddeutschlands Furore gemacht, mit seinen Heilerfolgen hatte er durchaus auch Anhänger und Verteidiger im zumeist protestantisch geprägten norddeutschen Raum gefunden. Aus Berlin war daher ein Seufzer der Erleichterung zu hören, als der Konflikt endlich ausgetragen und zugunsten Mesmers entschieden war. Die aufklärerisch gesinnte Allgemeine deutsche Bibliothek, ließ verlauten, dass »Mesmers Erscheinung bey allen unbefangenen Gemüthern den Glauben an Gaßnern sehr vermindern muß.« Der Rezensent fügte freilich hinzu, dass er »Mesmers Entdeckung noch nicht für ausgemacht, sondern sie nur als Hypothese ansehen« wolle, die einer genaueren Untersuchung würdig sei. Im Widerstreit mit Gaßner hatte Mesmer ohne Zweifel obsiegt. Dessen abergläubisches Konzept hatte er mit seinen eigenen Demonstrationen regelrecht vom Tisch gefegt. Für sein eigenes Modell konnte er zumindest die Anerkennung der Bayerischen Akademie finden, in Berlin hingegen war man deutlich zurückhaltender. Immerhin zeigte man sich bereit, die Sache einer genaueren Betrachtung würdig zu erachten. Mehr war für Mesmer vorläufig nicht zu erreichen.

9
DER DRITTE FALL: PETER VON OSTERWALD

Die Demonstration seiner Magnetisierungskunst vor der Münchener Akademie der Wissenschaften hatte Mesmer berühmt gemacht und ihm zu Einladungen allerorten verholfen. Er hatte indes nicht alle Akademiemitglieder überzeugen können. Peter von Osterwald etwa, einflussreicher Direktor des kurfürstlichen Geistlichen Rates und Mitglied der Akademie seit ihrer Gründung 1759, hielt erklärtermaßen »wenig auf den thierischen Magnetismus«. Die Versuche, die Mesmer angestellt hatte und die den Applaus der Kollegen fanden, hatten auf ihn »nicht die allergeringste Wirkung«. Ihn störte die »Wunderbarlichkeit dieses Magnetensystems«, und er fühlte sich in seinen Bedenken durch die »verächtliche Art«, mit der viele Mediziner »von verschiedenen Seiten dawider losgezogen«, nur bestärkt. Osterwald hatte Mesmers Aufnahme in die Akademie, obwohl er ihr zu diesem Zeitpunkt als Direktor vorstand, allerdings auch nicht verhindert. Darüber dürfte er einigermaßen froh gewesen sein, denn im Jahr darauf sah er sich genötigt, angesichts einer ganzen Reihe von Leiden, die ihn heftig plagten, die Heilkunst Mesmers selbst in Anspruch zu nehmen. Dass er sich, trotz anfänglicher Ablehnung, zu einer Behandlung entschloss, lag daran, dass ihm aus seinem engsten Umkreis von »einigen erstaunenswürdigen Curen« berichtet wurde. Offenbar schenkte er den durch persönliche Versicherungen enger Freunde beglaubigten empirischen Befunden tatsächlicher Krankheitsverläufe mehr Vertrauen als den selbst beobachteten, eher spielerischen Demonstrationen und spekulativen Erläuterungen des Meisters selbst. Je größer der Bedarf und je größer die Not, umso offener der Sinn für neue Wege, umso höher die Bereitschaft zu ungewöhnlichen Vorgehensweisen.

Osterwalds Not war offensichtlich erheblich. Er hatte allen Grund, sich schnelle und außergewöhnliche Hilfe zu suchen. Sein Zustand galt den Freunden zufolge nicht nur als unheilbar, für sie stand er sogar »schon am Rande des Grabes«. Er litt mit seinen 57 Jahren nicht an einer schweren Krankheit, ihn plagten gleich fünf üble Gebrechen, wie er unmittelbar nach Beendigung der Kur öffentlich bekannte und als der Wissenschaftler, der er war, präzise aufzählte. Sie betrafen den ganzen Leib: Erstens waren seine Beine, besonders das linke, von der Hüfte bis zu den Zehen halb gelähmt, so dass man ihn die Treppen hinauf- und hinabführen musste und er auf unebenen Wegen öfters umfiel, wenn man ihn nicht hielt. Zweitens konnte er nicht mehr recht sehen. Selbst bei hellem Mittagslicht erkannte er die Umgebung nur noch dunkel und undeutlich, in der Dämmerung wurde alles für ihn finster, und alle Bewegungen um ihn herum erschienen nur noch konfus. Das Schlimmste aber war, dass er nur noch Lichtstrahlen wahrnehmen konnte, die direkt von vorne auf die Retina zielten. Das hatte die üble Folge, dass er mit seinen ohnehin schwachen Beinen über alles stolperte, was auf dem Boden lag, da es außerhalb des Winkels seiner Wahrnehmung lag. Drittens litt er schon lange an einem Leistenbruch, so dass er seinen Leib immer bandagieren musste, um nicht von permanenten Schmerzen heimgesucht zu werden. Viertens quälten ihn seit sechs Jahren die *goldenen Adern*, also Hämorrhoidalleiden. Und schließlich plagte ihn seit Jugend an ein sehr schwacher Magen, was ihm den Appetit insbesondere bei Fleischspeisen, gründlich verdarb.

Osterwald breitete seine Krankheitsgeschichte in einem Schreiben an den hochgeschätzten Augsburger Präzisionsmechaniker und Münchener Akademiekollegen Georg Friedrich Brander offen aus. Brander war schon deshalb mit der Magnettherapie gut vertraut, weil er neben feinsten Beobachtungs- und Messinstrumenten auch Magnete herstellte. Osterwald war von ihm schon früher damit versorgt worden und wünschte sich nun, nach absolvierter Kur, noch etliche mehr. Vor allem aber hatte Brander seine eigene Tochter von Mesmer behandeln lassen und dies mit großem Erfolg. Osterwalds Bericht ist noch heute von besonderem Interesse, weil sich hier ein kritischer Kopf mit wissenschaftlichem Blick gleichsam einem Selbstversuch unterzog. Branders »forschender und wahrheitsliebender Geist«, dessen »allbekannte Aufrichtigkeit« ließen ihn denn auch die bestehenden Zweifel zerstreuen, so dass er bereit wurde, sich auf das Abenteuer einer Behandlung durch Mesmer einzulassen.

Die Kur begann am 26. September 1776 und dauerte bis 19. Oktober. Osterwalds Befinden war nach eigenem Zeugnis sehr bedenklich. Sein äußerer wie innerer Zustand hatte sich im Laufe des Jahres so verschlechtert, dass er über den Winter, wenn nicht das Ende seines Lebens, so zumindest aber den Verlust seines Augenlichtes befürchtete. Zuletzt war auch noch ein akuter Katarrh dazugekommen, was sich freilich aus wissenschaftlicher Perspektive als vorteilhaft erwies. Denn so konnte er das Bad von Maria Brunn, wo die Behandlung stattfand, nicht nutzen und damit eine mögliche heilsame Wirkung der bekannten Quelle ausschließen. Dieser differenzanalytische Blick ist günstig. Er hilft nämlich zu klären, was gemeint ist, wenn von einer *Mesmerischen Magnet-Cur* die Rede war. Denn Mesmer hat nach der Entdeckung seiner besonderen Heilfähigkeiten im Fall der Jungfer Oesterlin auf den Gebrauch von künstlichen Magneten weitestgehend verzichtet. Nicht dass er ihnen keine Wirkung mehr zugesprochen hätte, das nicht, doch für ihn selbst hatten sie sich als überflüssig erwiesen. Der Magnetismus, den er meinte, war von stärkerer Wirksamkeit, und er beruhte auf anderen Kräften. Das hatte er in seinen Schriften und Demonstrationen immer darzulegen versucht, war dabei aber zumeist auf taube Ohren gestoßen. Osterwald hingegen begriff ihn. Er nannte die Behandlung, die er erfuhr, »Magnetcur nicht darum, als ob hiebey ein Eisenmagnet gebraucht worden; denn Herr Dr. Mesmer macht dermalen seine meisten Curen ohne allen künstlichen Magnet.« Er bediente sich dieses Ausdrucks nur deshalb, »weil die Mesmerische Heilmethode von ihrem ersten Ursprung an unter diesem Namen bekannt worden ist«. Indem Mesmer aber für seine neue Methode eine alte, lange eingeführte Bezeichnung verwandte, stiftete er eine heillose Begriffsverwirrung und blockierte auch sich selbst den Weg zum Verständnis der tatsächlichen Wirkungszusammenhänge.

Sein Vorgehen war in diesem Fall – auf den ersten Blick jedenfalls – denkbar einfach. Mesmer heilte seinen Patienten »durch bloßes, theils unmittelbares, theils mittelbares, auch nach Beschaffenheit der Umstände anhaltendes, und wiederholtes Berühren der leidenden Theile.« Bei anderen Patienten bemerkte Osterwald noch, dass Mesmers Musikspiel eine heilende Wirkung entfaltete. Das war scheinbar alles. Doch es half. Schon nach vierzehn Tagen konnte Osterwald markante Veränderungen in seinem Befinden feststellen. Er fühlte sich stärker und fester auf seinen Füßen. Er konnte plötzlich weitere Strecken ohne Mühen und in ungewohnter Geschwindigkeit zurücklegen. Beschwerlichkeiten beim Gehen rührten nun allein noch von »einer Menge Hühneraugen her«, mit denen seine Zehen übersät waren. Osterwald konnte mittlerweile auch wieder Dinge erkennen, die rechts und links von seinem so lange eingeschränkten Gesichtskreis auftauchten, ja, er meinte, wieder fast so gut sehen zu können wie »vor 20 Jahren«. Wenige Tage später hatten sich zudem die Beschwerden verzogen, die von seinem Leistenbruch herrührten. Er konnte die Bandage abnehmen. Selbst die *goldene Ader* blieb aus, die sich erfahrungsgemäß angesichts einer akuten Verstopfung hätte einstellen müssen.

Osterwald zeigte sich selbst verblüfft darüber, was ihm da widerfahren war. Da er es aber an seinem eigenen Körper erlebt und

»leibhaftig empfunden« hatte, ließ sich schlechterdings nichts dagegen einwenden. Trotzdem musste er sich als aufgeklärter Mensch und skeptischer Wissenschaftler Gedanken über die Zusammenhänge, über Ursachen und Wirkungen seiner Genesung machen. Das gewichtigste Argument, das gemeinhin gegen derartige Wunderheilungen vorgebracht wurde, war der Einwurf, es handele sich lediglich um Einbildungen, also um bloße Placebo-Effekte. Osterwald konterte ihn, indem er das Argument pragmatisch umkehrte: »Wollte jemand sagen, die Historie mit meinen Augen sey bloße Einbildung, so bin ich es zufrieden, und ich verlange von keinem Arzte in der Welt mehr, als daß er so viel zuwege bringt, daß ich mir fest einbilde, gesund zu seyn, und in meinem Körper nichts Uebels zu empfinden; denn darauf, denke ich, kommt alles bey mir selbsten an. Und ein Uebel an meinem Körper, wovon sich die Seele nichts vorstellet, ist eben so viel, als kein Uebel, wenigstens in meinen Gedanken.«

Mit dieser Einschätzung kam Osterwald der Mesmerischen Behandlungsmethode auch theoretisch näher, fand er doch in der Unterscheidung von Körper, Seele und Gedanken – oder, in den modernen Sprachgebrauch übersetzt, von Körper, Unbewusstem und Bewusstsein – einen Schlüssel zur Betrachtung der komplexen Wirkungszusammenhänge psychosomatischer Prozesse, derer sich Mesmer selbst noch kaum klar war. Dabei konzedierte er, dass er »die Art und Weise der Magnetkur nicht [wirklich] begreife«. Das wunderte ihn aber nicht im Geringsten, galt dies doch auch für viele andere Behandlungsmethoden, etwa jede »Mixtur, die der Mensch durch den Mund in den Magen hinein schluckt«, und die »nach dem Umlaufe im Geblüte diejenigen Wirkungen in andern und entfernten Theilen des Körpers hervorbringen könne, die ich wirklich sehe«. Für Osterwald blieb der Körper eine schwarze Box, in der sich Dinge abspielten, die sich der eigenen Beobachtung entzogen. Klar war für ihn jedoch, dass es »eine gelehrte Narrheit« ist, die offensichtlichen Fakten, die er am eigenen Körper erfahren hatte, »bloß darum zu mißkennen und zu läugnen, weil man sich vorgenommen hat, die Ursachen und die principia davon schlechterdings zu verwerfen«. Was in seinen Augen Not tat, war, »diesen Magnetismus, oder was es auch ist, durch sorgfältige Untersuchungen und Beobachtungen zu prüfen«. Denn letztlich galt aus seiner Sicht doch festzuhalten: »Das Beste an dieser Cur ist, daß sie auf die Patienten nicht gewaltsam, sondern ohne Schmerzen und Widerwillen wirket«, was bei anderen Heilmethoden und Medikamenten eher selten sei, und »daß sie, wenn sie nichts hilft, doch auch nichts verderbet«.

Osterwald jedenfalls kehrte von seiner Kur ob ihrer guten Wirkung »ganz vergnügt« nach München zurück und lud Mesmer inständig ein, noch ein paar Tage bei ihm zu verbringen, was dieser auch tat und zu weiteren spektakulären Behandlungen nutzte, bevor er wieder nach Wien heimreiste.

10
DAS BAQUET

Mesmer entwickelte für seine Behandlungen ein ebenso eigentümliches wie erfolgreiches Setting. Im Zentrum stand dabei das *Baquet*, ein abgedeckter, ursprünglich hölzerner Trog. Er erinnerte an einen Badezuber, daher auch seine aus dem Französischen herrührende Bezeichnung. Er diente aber nicht zum Baden, sondern als eine Art Batterie, in der die »magnetische Energie« konzentriert und in kontrollierter Dosis an die zu Behandelnden abgegeben wurde. Die Patienten versammelten sich dafür um das Möbel, hielten mit der Hand oder mit Hanfseilen die Verbindung untereinander und verstärkten so die Wirkung der magnetischen Kur. In den anfangs mit Wasser gefüllten, später trockenen Baquets befanden sich Glasflaschen, Eisenspäne, Magnete und jede Menge anderer möglicher Objekte, die zuvor magnetisiert, also mit kosmischer Energie aufgeladen worden waren. Denn wenn es stimmte, dass der ganze Kosmos mit einem *Fluidum* erfüllt war, das sich positiv auf die Lösung von Blockaden in allen Körpern, organischen wie anorganischen, auswirken konnte, dann kam es nur darauf an, dieses Fluidum irgendwie und irgendwo zu konzentrieren. Das Baquet sollte der Ort dafür sein. Und wie Eisen und Stahl durch das Bestreichen mit natürlichen Magnetsteinen magnetisiert wurden, so konnten, Mesmer zufolge, alle Sorten von Objekten durch den Magnetiseur mit dem pankosmischen Fluidum durchsetzt und energetisch aufgeladen werden. Mesmer beanspruchte diese Fähigkeit keineswegs nur für sich, er hatte sie ja auch dem Teufelsaustreiber Gaßner zugebilligt, ohne dass der sich freilich dieser Fähigkeit bewusst gewesen sei. Allerdings knüpfte Mesmer das Procedere an ein paar wenige Leitsätze, so dass sich nicht jeder Scharlatan auf ihn berufen können sollte.

Abgegeben wurde die im Baquet versammelte Energie durch Eisenstäbe, die aus dem verschlossenen Zuber, durch kleine Bohrungen geführt, herausragten und an ihrem Ende abgewinkelt waren, so dass sie sich auf die einzelnen Patienten richteten. Durch große Spiegel, die an den Wänden platziert waren, wurde die Energie, die sich im Raum verströmte, wieder zurückgelenkt und so die Wirkung weiter erhöht. Grafiken und Beschreibungen von Mesmers Kuren zeigen, dass das Arrangement im Wesentlichen immer gleich war. Die Behandlungsräume boten Platz für etliche Patienten. Zuweilen gab es nicht nur ein Baquet, sondern gleich mehrere, um die sich die Patienten stehend oder auf Sesseln sitzend gruppierten. Seile, die teilweise am Baquet fixiert waren, teilweise von einer Person zur anderen verliefen, verbanden die Patienten und ließen sie so zu einem verschworenen Kreis von Ergebenen werden, deren Schicksal eins war.

Mesmers Setting hatte Folgen. In seinem Arrangement um ein Möbel herum – hier Zuber, dort Tische –, bei dem sich die Teilnehmer an den Händen oder über Gegenstände miteinander verbanden, wurde es zum Muster aller späteren Séancen, bei denen die Partizipanten Geister riefen, Kontakt mit Toten aufnahmen oder Tische schweben ließen. Hier wie dort ging es darum, Energie einzufangen und an andere weiterzugeben, gemeinsam Ungewöhnliches zu erfahren und sich eben durch die Dynamik des Gruppenerlebnisses sicher zu sein, keiner blanken Einbildung aufzusitzen. Denn wenn alle Teilnehmer dieselbe Erfahrung machten, dann konnte es keine subjektive Täuschung sein, dann musste es sich um ein objektives Geschehen handeln.

Auch Mesmers Baquet war kein bloßes Hirngespinst, sondern fußte auf den neuesten Erkenntnissen seiner Zeit. Als Naturwissenschaftler, als der er sich sah, war es ihm darum zu tun, natürliche Zusammenhänge zu entdecken, sie in Versuchen empirisch zu tes-

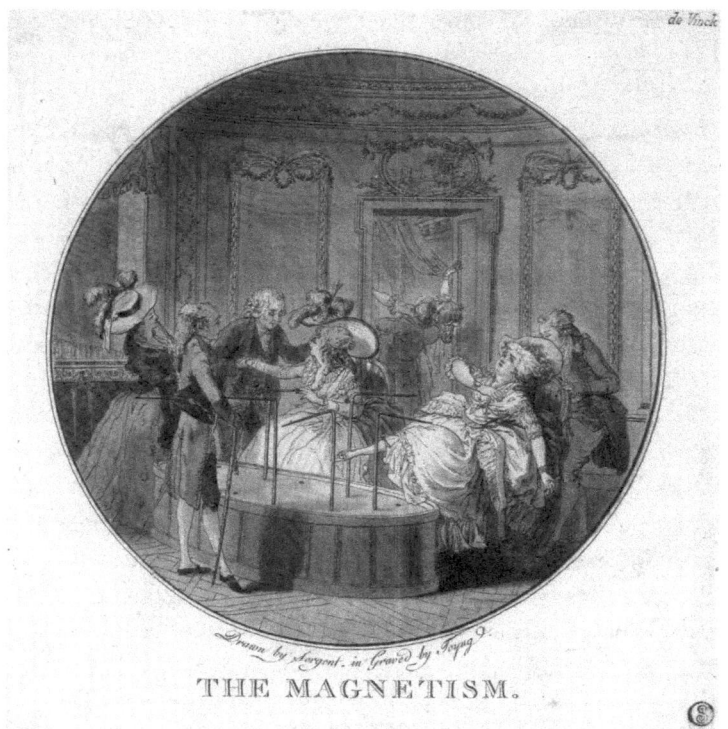

Baquet-Sitzung in Paris um 1784

ten und so die Gültigkeit seiner Erkenntnisse zu belegen. Ausgangspunkt seiner eigenen Versuchsanordnung war die Entdeckung der Elektrizität und deren verblüffender Eigenschaften.

Die Sitzungen, in denen Mesmer seine Patienten versammelte, glichen deshalb gewiss nicht zufällig den Vorführungen elektrischer Experimente, wie sie überall in Europa seit Mitte des 18. Jahrhunderts gezeigt wurden. Beide fanden in vornehmen Salons statt. Hier wie da wurden Menschen um ein Möbel im Zentrum des Raumes gruppiert. Der Meister, einmal der Physiker, das andere Mal der

Arzt, hielt einen Stab in der Hand, mit dem er die Szene dirigierte und Energie übertrug. Und das Publikum zeigte sich vom Geschehen in den Bann gezogen, also förmlich magnetisiert.

Mesmer hat die epochalen Erkenntnisse der Physik freilich in einem sehr eigenen Verständnis auf seine Vorstellungen und Bedürfnisse übertragen. Zentrale Elemente waren in seinem Konzept die Eisenstäbe und Seile, weil sie als energetische Leiter wirken sollten. Das Kernstück aber bildete das Baquet selbst. Es verkörperte eine Erfindung, die um 1745 der Leydener Physiker Peter van Musschenbroek und der pommersche Domdekan Ewald Georg von Kleist parallel gemacht hatten. Die beiden Physiker befassten sich mit dem auch heute noch aktuellen Problem, wie man Strom speichern kann. Sie entdeckten unabhängig voneinander, »dass man Wasser in einem Glasgefäß *elektrifizieren*«, d. h. Elektrizität in einer mit Wasser gefüllten Flasche anreichern konnte, wenn man sie innen und außen mit Metallfolie überzog. Das Prinzip bestand darin, dass zwei leitende Substanzen, hier die Metallfolien, sehr nahe zueinander gebracht wurden, zugleich aber durch einen Isolator, in diesem Fall Glas, getrennt blieben. Wie sich später zeigen sollte, war das Wasser dafür gar nicht nötig, fürs erste funktionierte es aber auf diese Weise. Als Begriff für diese Art von Batterien setzte sich bald der Ausdruck *Bouteille de Leyde* durch. Das Prinzip der Leydener Flasche ist letztlich auch die Grundidee von Mesmers Baquet – ein Kondensator kosmisch strömender Energie, die zunächst eingefangen und angereichert und dann über bewährte elektrische Leiter gezielt auf die in einer Gruppentherapie um das Möbel versammelten Patienten wieder abgegeben wurde.

Nur ein einziges Baquet hat sich aus der Zeit Mesmers erhalten. Es geht sogar sehr wahrscheinlich auf ihn selbst zurück. Das Möbel kam um 1800 nach Lyon und ist heute im Besitz des Museums für die Geschichte der Medizin und der Pharmazie der Universität von

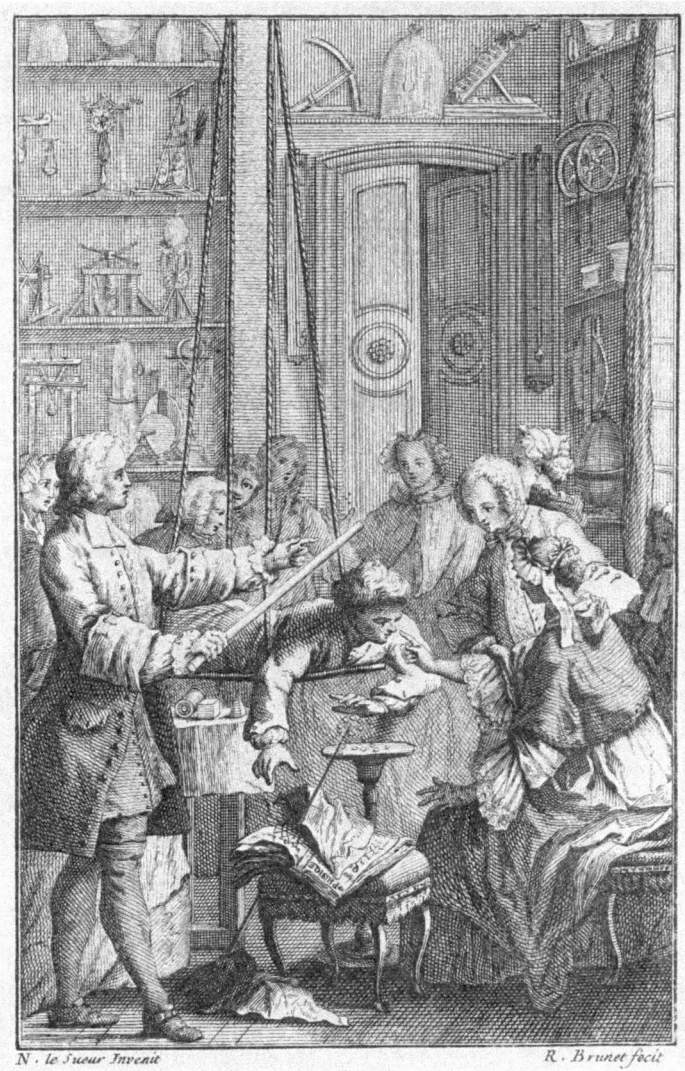

Elektrostatische Versuche in einem Pariser Salon, 1746

Lyon. Das Baquet weist alle Merkmale auf, wie sie von Grafiken aus Mesmers Pariser Zeit bekannt sind – den Zuber aus Holz, Eisenstangen, die auf die kranken Körperteile zu richten waren, und Seile, mit denen sich die Patienten mit dem Baquet und auch untereinander verbanden. Das Besondere aber an dem Baquet von Lyon ist, dass man hier die einzigartige Möglichkeit hatte, zu überprüfen, was *in* dem Baquet zu finden war, was dort also bei einer Kur vor sich ging.

Dreimal wurde das Baquet bisher geöffnet und untersucht. Von zwei der Introspektionen – die eine von 1846, die andere von 1966 – liegen ausführliche Berichte vor. Sie bestätigen die bisherigen Annahmen, bieten aber auch bemerkenswerte Aufschlüsse im Detail, denn sie zeigen auf, dass das Baquet aus drei unterschiedlichen (pseudo)physikalischen Konzepten konstruiert war.

Das erste war das elektrische Konzept. Den Kern des Baquets bildete tatsächlich eine große Leydener Flasche, 44 cm hoch, innen und außen mit einer dünnen Zinnschicht versehen. Im Innern der Flasche fanden sich getrocknete Getreidekörner. Der innere Pol der Flasche war auch durch eine Eisen-Messing-Kette mit einem Griff auf dem Deckel verbunden, eine Verbindung zum äußeren Pol der Flasche gab es aber nicht. Selbst wenn die Leydener Flasche also elektrisch aufgeladen gewesen wäre, fehlte ein geschlossener Stromkreis, und der Strom hätte nicht abfließen können. Das System funktionierte folglich nicht, wie die untersuchenden Biochemiker und Biophysiker der Universität von Lyon feststellen mussten. Zumindest nicht im zugrunde gelegten physikalischen Sinn.

Das zweite Element war das magnetische Konzept. In acht länglichen Eisenstäben, die gleichmäßig im Baquet verteilt und vertikal angeordnet waren, befanden sich am unteren Ende jeweils Magnete, die nach fast 200 Jahren noch aktiv waren. Diese Magnetstäbe waren durch Gelenke mit den Eisenstangen außen verbunden und sollten die magnetische Wirkung auf die Patienten ausüben. Eine

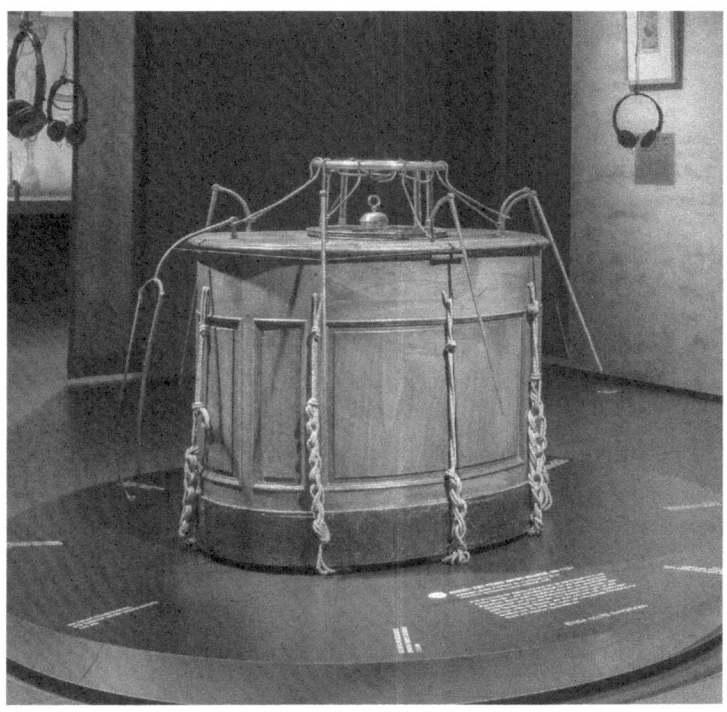

Das Baquet von Lyon, der einzig erhaltene Heilzuber aus Mesmers Pariser Zeit

zusätzliche Verbindung dieser Eisenstangen mit einem Messingring über dem Baquet hatte indes keinerlei Wirkung, da der Ring perfekt isoliert war. Für die Untersuchungskommission war dies ein simpler Beleg für die unzureichenden physikalischen Kenntnisse Mesmers. Ergänzt wurde die elektromagnetische Anlage drittens durch das System der Seile. Sie verliefen horizontal im oberen Drittel des Baquets und wurden durch Löcher im gleichen Rhythmus wie bei den Eisenstangen nach außen geführt. Die Seile waren weder mit dem magnetischen, noch mit dem elektrischen Apparat in Kontakt, konnten also ihre Funktion als elektrische Leiter auch nicht erfüllen.

Aufgefüllt wurde das Baquet schließlich durch zwei Lagen von Glasflaschen und mehrere Schichten mit Heilkräutern, die als Isolatoren zwischen Leydener Flasche und Baquetwand gedacht waren.

Physikalisch betrachtet war das Baquet also Unsinn, es hatte jedoch Methode. Es versammelte physikalische Erkenntnisse aus ganz unterschiedlichen Zusammenhängen und kombinierte sie zu einem vagen, ja waghalsigen eklektizistischen Gespinst. Mechanismen der Magnetisierung, wie sie durch das Bestreichen von Eisen mittels natürlichem Magnetstein funktionierten, wurden auf Glas übertragen, nicht weil Glas jemals magnetisiert worden ist, sondern weil es sich in den Elektrisiermaschinen als geeigneter Werkstoff erwiesen hatte. Und weil Eisen und Hanf sich als wirkungsvolle elektrische Leiter bewährt hatten, wurden sie von Mesmer auch für sein vermeintliches Fluidum, seine kosmische Energie ganz anderer Art, herangezogen. Diese etwas verquere Vorgehensweise braucht nicht zu verwundern. Denn diese Elektrizität war eine so neue, verblüffende und undurchschaubare Kraft, dass ihr alles zuzutrauen war. Goethe sah in ihr ein halbes Jahrhundert später noch »das durchgehende und allgegenwärtige Element, das alles materielle Dasein begleitet und ebenso das atmosphärische; man kann sie unbefangen als Weltseele denken«.

Ursache und Wirkung, Versuch und Irrtum waren die Prinzipien des neuen Denkens. Gelang der Versuch, durfte man darauf vertrauen, auf dem richtigen Weg zu sein, zeigte ein Versuch Wirkung, durfte man auf eine Ursache in der Versuchsanordnung rückschließen. An diese Denkweise hielt sich Mesmer.

Das Erstaunliche an Mesmers Baquet nämlich war, dass es funktionierte. Seine Patienten wurden von Impulsen, die ihnen bis dahin unbekannt waren, erregt, ergriffen und durchströmt. Sie fielen reihenweise von den Stühlen und in Ohnmacht. Der englische Arzt Dr. John Grieve, der die Szene 1784 bei Mesmer beobachtete: »Ich war vor einigen Tagen in seinem Haus und habe seine Arbeitsmethode mit angesehen. In der Mitte des Raumes steht ein Gefäß von etwa anderthalb Fuß Höhe, das man hier einen *baquet* nennt. Es ist so groß, daß zwanzig Menschen leicht darum herum sitzen können; in den Deckel, mit dem das Gefäß bedeckt ist, sind nahe dem Rand Löcher gebohrt, entsprechend der Anzahl von Menschen, die das Gefäß umgeben sollen. In diese Löcher sind eiserne Stäbe gesteckt, die im rechten Winkel nach außen gebogen sind; die Stäbe sind verschieden lang, so daß sie den Körperteil berühren können, an dem sie angelegt werden sollen. Außer diesen Stäben gibt es ein Seil, das einen der Patienten mit dem *baquet* verbindet, und von ihm zum nächsten führt, und so fort, die ganze Runde entlang. Die spürbarsten Wirkungen werden durch die Annäherung Mesmers hervorgerufen; man sagt, er übermittle das Fluidum durch bestimmte Bewegungen seiner Hände oder seiner Augen, ohne die Person zu berühren. Ich habe mit mehreren Leuten gesprochen, die diese Wirkungen erlebt haben, bei denen durch eine Handbewegung Krämpfe hervorgerufen und behoben wurden.« Irgendetwas geschah mit den Patienten, ohne dass sie sich klar werden konnten, was es war. Da Mesmer es aber vorausgesagt hatte, musste es mit ihm und seinem geheimnisvollen Baquet zu tun haben.

11
KOSMISCHE HARMONIE

Mit der Konzeption des Baquets hatte Mesmer das Kernstück seines Heilansatzes gefunden und ein Setting entwickelt, von dem er nicht mehr abrücken sollte. Das Baquet leistete für ihn den operativen Anschluss an die vermeintlichen physikalischen Erkenntnisse der Zeit und bot ihm eine feste und originelle Basis für sein medizinisches Wirken. Fest deshalb, weil er sein Tun im Tonfall des herrschenden naturwissenschaftlichen Diskurses begründen konnte und originell, weil bis dahin kein anderer auf die Idee gekommen war, die Patienten um ein solches Objekt herum zu gruppieren und so ein Zentrum zu schaffen für den Austausch ihrer individuellen Befindlichkeiten. Ob der *Rapport*, wie Mesmer die energetisch aufgeladene Verbindung der Patienten nannte, auf nachweisbaren physikalischen Prozessen beruhte oder auf bloßer Suggestion, tat nichts zur Sache. Wichtig war zunächst nur, dass er bestand und dass er funktionierte. Jeder, der sich darauf einließ, konnte dies bestätigen.

Mit dem Baquet allein war es jedoch nicht getan. Mesmers Theorie des Animalischen Magnetismus und die daraus abgeleitete Heilpraxis verband eine ganze Reihe von Theoremen und Techniken, die von ihm, wenn sie überzeugen sollten, in ein stimmiges Ensemble und ein harmonisches Ganzes gebracht werden mussten. Wie eigenartig und heterogen die einzelnen Bestandteile und noch mehr deren Zusammenspiel den Kritikern erschien, wird aus einer Karikatur ersichtlich, die 1784 als Kupferstich in einem umfangreichen Buch erschien. Der Band wurde auf dem Höhepunkt der Pariser Auseinandersetzungen um Mesmer veröffentlicht und war auf Französisch verfasst. Er dürfte daher, obwohl als Verlagsort London angegeben ist, in Paris verlegt worden sein. Schon in seinem Titel *L'Antimagnetisme ou origine, progrès, décadence, renouvellement et*

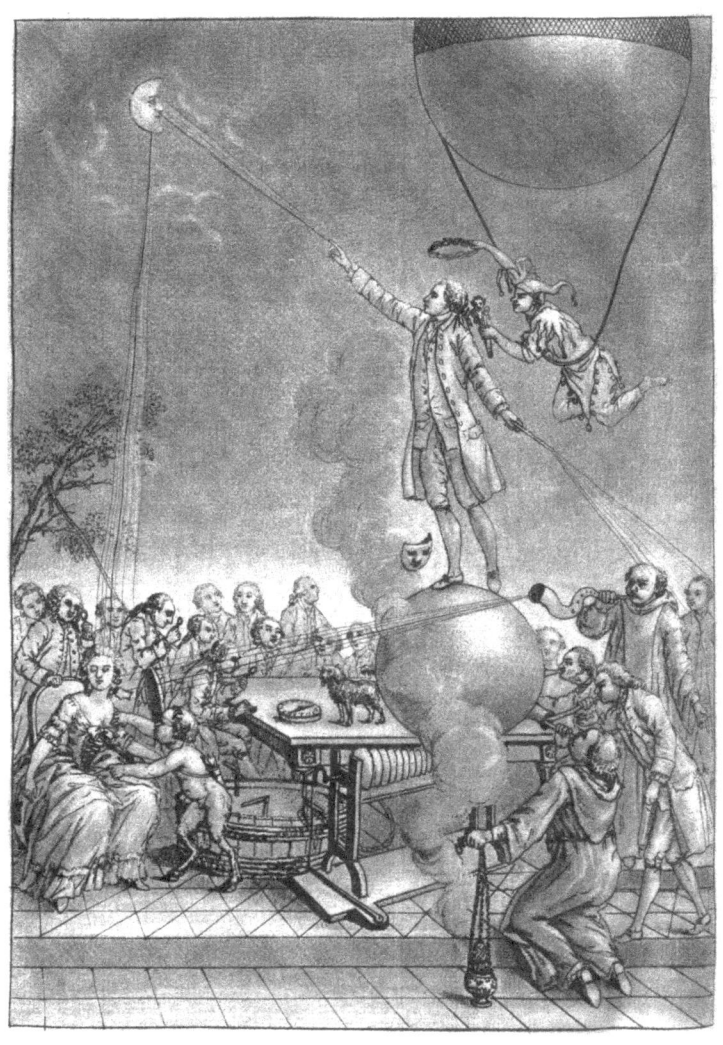

Karikatur auf Mesmers Theorie vom Animalischen Magnetismus in der Streitschrift L'Antimagnétisme, Paris/London 1784

réfutation du Magnetisme Animal deutet er den schon lange anhaltenden Disput, das Auf und Ab von Anerkennung und Ablehnung des Animalischen Magnetismus an. Und obwohl die Darstellung ganz offensichtlich die Partei der Gegner ergreift und Mesmers Vorstellungen ins Lächerliche zu ziehen versucht, bietet sie zugleich doch auch eine brillante Zusammenschau von Mesmers Konzept, seiner Ausgangsüberlegungen, seiner elementaren Bestandteile und des Kontextes, in den sein ganzes Tun gebettet war.

Im Zentrum der Darstellung: Franz Anton Mesmer, auf einer Kugel stehend, die symbolisch die Welt repräsentiert, sich bei genauerem Hinsehen aber als ein großer Luftballon entpuppt, der von mehreren Helfern aufgeblasen wird, eine ironische Andeutung des Karikaturisten, dass der Protagonist sich auf wackligem Grund bewegt und sogleich abstürzte, würden die Sekundanten in ihrem aufgeblasenen Tun nachlassen. Neben Mesmer finden sich zwei Gruppen: Anhänger und Unterstützer auf der rechten Seite sowie das interessierte Publikum, teilweise Patienten, auf der linken Seite. Über der ganzen Schar schwebt ein Narr, versehen mit Eselsmütze, Narrenkolben und Narrenschellen, der einen Lorbeerkranz über Mesmer hält. Auch dies eine ironische Geste, denn wer sollte einen Lorbeerkranz, der von einem erklärten Narren verliehen wird, ernst nehmen. Immerhin hängt der Narr an einem Fesselballon. Der alte Traum vom Fliegen, der Mensch, der sich über die Welt erhebt, alles Irdische hinter sich lässt – dieser Traum ist seit 1783 keine Utopie mehr, sondern eine Erfahrungstatsache geworden, von der sich jeder, der es wollte, in den großen Städten, wo die Ballone bereits zu Hunderten aufstiegen, selbst überzeugen konnte. Der Fesselballon steht für das moderne Zeitalter von Wissenschaft und Technik, der Mönch hingegen, der das Weihrauchfass schwenkt, für die alte Welt des schieren Glaubens, der überholten Riten und der Irrationalität. Es ist ein heftiger dunkler Rauch, aus dem eine Fratze stiert, die Mesmer umwölkt. Er selbst, in der standesgemäßen Tracht der oberen Schichten gekleidet, mit Perücke, Culotte und Justaucorps ausgestattet, wird vom Mond in ein helles Licht getaucht.

Mesmer ist der Hauptakteur in diesem Geschehen, der große Magnetiseur, der mit dem Mond in einer geheimnisvollen Beziehung steht. Zwischen den beiden findet ein Energieaustausch statt, wobei nicht eindeutig ist, wer wen magnetisiert, Mesmer den Mond oder umgekehrt. Die Energie wird jedenfalls in verschiedene Richtungen geleitet, von Mesmer mittels eines eisernen Stabes weiter an einen zweiten Mönch, der sie mit einem Magneteisen auf eine vornehme Dame lenkt sowie direkt vom Mond auf einen dürren Baum und die ganze Schar von Anhängern. Manche von ihnen tragen eine Lupe in der Hand, ein Hinweis auf die Wissenschaftsmanie der Zeit und in diesem Fall gewiss auch auf die Vergeblichkeit ihres Bemühens, da es mit der Lupe hier nichts zu entdecken gibt.

Wird so die Grundkonstellation der Mesmerschen Theorie angezeigt, wonach der ganze Kosmos, die Welt und die Gestirne, die belebte und die unbelebte Natur, Mensch und Tier in einer Verbindung zueinander stehen, die zwar nicht gesehen, aber sehr wohl gefühlt werden solle, so verweisen die weiteren Objekte der Darstellung auf die Vorgehensweise bei der magnetischen Kur. Drei Ansätze der Behandlung werden dabei erkennbar. Zunächst die Zuleitung von Energie. Sie kann durch den bloßen Fingerzeig, wie beim Meister selbst, oder aber durch Hilfsmittel wie Eisenstäbe, Magnete und Seile – eines hängt vom magnetisierten Baum herab – erfolgen. Am wirkungsvollsten freilich ist das Baquet. Es findet sich in einer kleinen Ausführung neben der zu behandelnden Dame.

Eine zweite Methode bietet die Berührung des Körpers durch vorsichtiges Handauflegen und Bestreichen der zu kurierenden Partien. Samuel Hahnemann, dem Begründer der Homöopathie, hat dieses Verfahren sehr eingeleuchtet, weshalb er und seine Schüler es in ihre Lehrbücher aufgenommen haben. Die Ausübung galt, »Wohlwollen und echte Menschenliebe« vorausgesetzt, als sehr einfach. Sie bestand »bei Schmerz im Auflegen der flachen Hand auf die schmerzhafte Stelle oder in langsamen, mit der flachen Hand dem Körper zugewandten Strichen vom Scheitel bis zu den Fußzehen«. Dabei war freilich Behutsamkeit und Einfühlungsvermögen erforderlich: »Wenn man Striche bis zu den Händen oder Füssen führt, so darf man bei den Finger- oder Fußspitzen nicht unmittelbar los lassen, sondern muss die Hand erst schließen und dann los lassen. Führt man die Striche vom Körper entfernt, so schließt man in der Gegend der Fußzehen auch in der Entfernung der Hände, weil es sonst auf sehr nervenschwache oder sensible Personen einen unangenehmen Eindruck macht.«

In Mesmers Kuren war dies eine übliche und wirkungsvolle Vorgehensweise. Sie stieß aber in der herrschenden Öffentlichkeit, die selbstredend eine Öffentlichkeit der herrschenden Schichten und höheren Stände war, auf moralische Ablehnung. Jemand anderen, gar eine Frau zu berühren, galt als unanständig, ja höchst verwerflich. Wenn es, wie auf dem Bild erkennbar, doch geschah, dann waren nicht medizinische Beweggründe, sondern unlautere erotische Absichten, ja die Wirkung tierischer Triebe zu vermuten. Deshalb ist die kleine Figur, die der Patientin an Brust und Schenkel greift, als ein Eros mit Ziegenbeinen dargestellt.

Das Wohlgefühl, das die Patienten durch die Zuwendung des Arztes und das Miteinander rund um das Baquet erfuhren, konnte drittens durch passende Musik noch gesteigert werden. Welche Musik das zu sein hatte, davon hatte Mesmer eine klare Vorstellung. Am Geeignetsten schien ihm das Instrument, das die stärkste Verbindung zur physikalischen Welt aufwies und zugleich die empfindsamsten Wirkungen hervorrief. Das war die Glasharmonika. Sie übertrug physikalische Prozesse in musikalische Harmonie.

Ihre Materialien und ihre Mechanik erinnerten an die klassischen Elektrisiermaschinen. Wie bei jenen, bildeten rotierende Gläser den Kern des Instrumentes, und so wie dort durch Reibung elektrische Energie entstand, so bildeten sich hier durch das Berühren der Glasschalen mit feuchten Fingern faszinierende Töne, deren eigentümlich harmonischer Klang bereits in der Benennung des Instrumentes ihren Niederschlag fand. Erfunden worden war das Instrument von Benjamin Franklin, dem anerkannten Staatsmann und Naturwissenschaftler, auch das ein Argument für seine physikalische Dignität. Auf dem Kupferstich ist sie, halb verdeckt durch den Weihrauch, gut zu erkennen.

Wie der Weihrauch, so konnte auch der Klang der Glasharmonika die Sinne benebeln. Das war ihr höherer Sinn in der medizinischen Kur. Dass Gläser sich zur Klangerzeugung bestens eigneten, wusste jeder, der beim Trunk mit einem anderen jemals angestoßen oder mit dem Finger vorsichtig über den Glasrand gestrichen hatte. Wenn man die Gläser zudem in der Größe variierte und maßgerecht mit Wasser füllte, konnten auch saubere Tonleitern erzeugt werden. Christoph Willibald Gluck hat sich dieses Verfahren für ein groß angekündigtes Konzert 1746 in London zu Eigen gemacht. Er trat zusammen mit einem Kammerorchester auf und versprach, alles aufführen zu können, was auch mit einer Violine oder einem Cembalo gespielt würde. Seine Kompositionen sind leider verschollen.

Franklins Erfindung war indes von anderer Qualität und bot deutlich virtuosere Spielmöglichkeiten. Er ordnete zahlreiche halbkugelförmige Glasschalen mit einem Loch im Zentrum der Wölbung auf einer horizontalen Achse an und steuerte ihre Bewegung durch einen Fußantrieb. Dadurch konnten viele Gläser gleichzeitig in Schwingung versetzt und komplexere Harmonien erzeugt werden. Auch sein Instrument bot eine chromatische Tonleiter. Da sich die Glasschalen jedoch gegenseitig beeinflussten und minimale Abstandsverschiebungen zu Veränderungen der Frequenzen führten, konnte man unsaubere Stimmungen kaum verhindern. Das aber machte den Reiz der Glasharmonika gerade aus. Dadurch entstand jener melancholische Klang, jener »ewig heulende, klagende Gräberton«, von dem Christian Friedrich Daniel Schubart meinte, er mache das Instrument »zu einer schwarzen Tinte, zu einem grossen Gemählde, wo in jeder Gruppe sich Wehmut über einen entschlafenen Freund beugt«.

Damit war jene Dimension der musikalischen Empfindung angesprochen, die die Patienten in andere Sphären führte, in ein Jenseits von Zeit und Raum, also dorthin, wo Mesmer sie haben wollte, damit sie sich dem magnetisierenden Fluidum öffneten und jene Harmonie im Körper wiedererlangten, die offensichtlich gestört war. Die Musik konnte zu deren Herstellung einiges beitragen. Das hatte schon Peter von Osterwald als kritischer Beobachter bezeugt. Für Mesmer war das gar keine Frage. Er war ein ebenso begeisterter Musiker wie Mediziner, spielte neben der Harmonika auch Klarinette und Fagott. Und er wusste sich durch Johannes Kepler, einen seiner wissenschaftlichen Fixsterne, den er in seiner Dissertation schon als »hochweisen« Gelehrten herausgestellt hatte, gestützt. Der hatte aufgrund seiner astronomischen Berechnungen ein allgemeines harmonisches Gesetz formuliert, das die musikalische Harmonielehre mit den planetarischen Konstellationen in Deckung brachte und so die antike Vorstellung von der Sphärenharmonie zu beweisen versuchte. Solche Überlegungen entsprachen ganz den Vorstellungen Mesmers. Daran ließ sich anschließen.

Trotz seiner vielen Ortswechsel, hat sich Mesmer nie von seiner Glasharmonika getrennt. In den Briefen Leopold Mozarts aus dem Jahr 1773 ist sein virtuoses Spiel auf dem Instrument erstmals bezeugt, in Paris hatte er Gelegenheit, dessen Erfinder Benjamin Franklin persönlich aufzuspielen und noch in sein letztes Domizil,

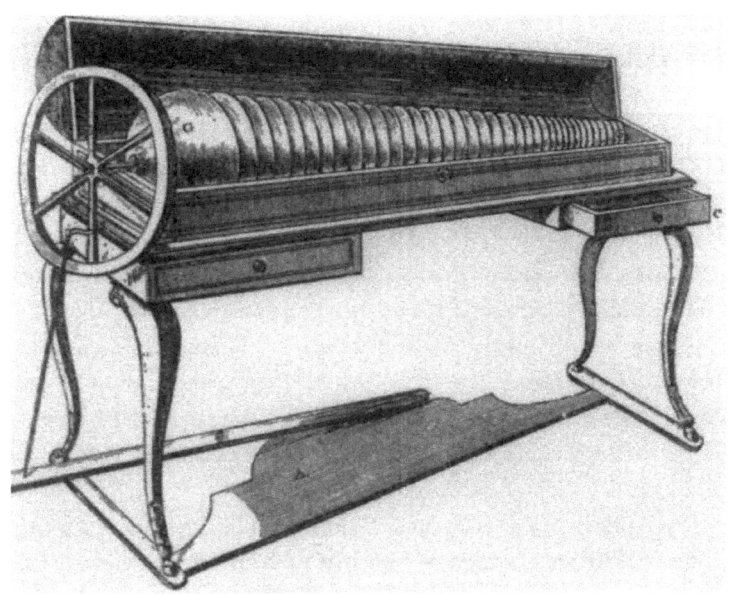

Die Glasharmonika Benjamin Franklins

die Pfründnerstube im Meersburger Spital, nahm er das Instrument mit. Karl Christian Wolfart, der Abgesandte der Berliner Akademie, war auch darin sein letzter Schüler. Er erwarb die »Harmonika mit Glas« aus dem Nachlass.

12
DER VIERTE FALL: MARIA THERESIA PARADIS, 1784

Ermutigt von seinen erstaunlichen Erfolgen wandte sich Mesmer 1777 einem Krankheitsfall zu, um den sich die berühmtesten seiner Wiener Kollegen über viele Jahre hinweg bereits vergeblich bemüht, an dem sie ihre ganze Kunst geprobt und den sie schließlich als aussichtslos und unheilbar aufgegeben hatten. Es war der Fall der 17jährigen Maria Theresia Paradis, einer blinden, doch musikalisch hoch begabten Pianistin, die mit ihrem verblüffenden Klavierspiel nicht nur ein sentimental anfälliges Publikum, sondern auch ihre allerhöchste Majestät und Namenspatronin, Kaiserin Maria Theresia, so beeindruckt hatte, dass sie ihr auf Lebenszeit eine Rente von jährlich 200 Gulden bewilligte.

Das Mädchen war nicht von Geburt an blind gewesen. Es war gesund zur Welt gekommen und hatte bis zu seinem vierten Lebensjahr keinerlei Anzeichen für eine Sehbehinderung gezeigt. Sie verlor ihr Augenlicht buchstäblich von einem Tag auf den anderen: »Am neunten Dezember 1762 ward sie noch hellsehend zu Bette gebracht, und des Morgens beym Erwachen fand sie sich stockblind.« Die Gründe waren unklar, eine äußerliche Verletzung konnte jedoch ausgeschlossen werden. Zwei mögliche Ursachen wurden in Betracht gezogen. Das plötzliche Unglück konnte entweder »einer am Kopfe zu jäh zurückgetretenen Feuchtigkeit« zugeordnet werden, was zwar nichts weiter erklärte, sich aber ganz gut mir der herrschenden medizinischen Lehre der Humoralpathologie vertrug. Oder aber es war einem »heftigen Gepolter« zuzuschreiben, das »zufälliger Weise in eben derselben Nacht an einer Thüre nahe bey dem Bette dieses Kindes« entstanden war, »wovon durch den jähen Schrecken im Schlafe die Lähmung der Augennerven erfolgt seyn möchte«. Die zweite Vermutung war eine ebenso sensible wie für

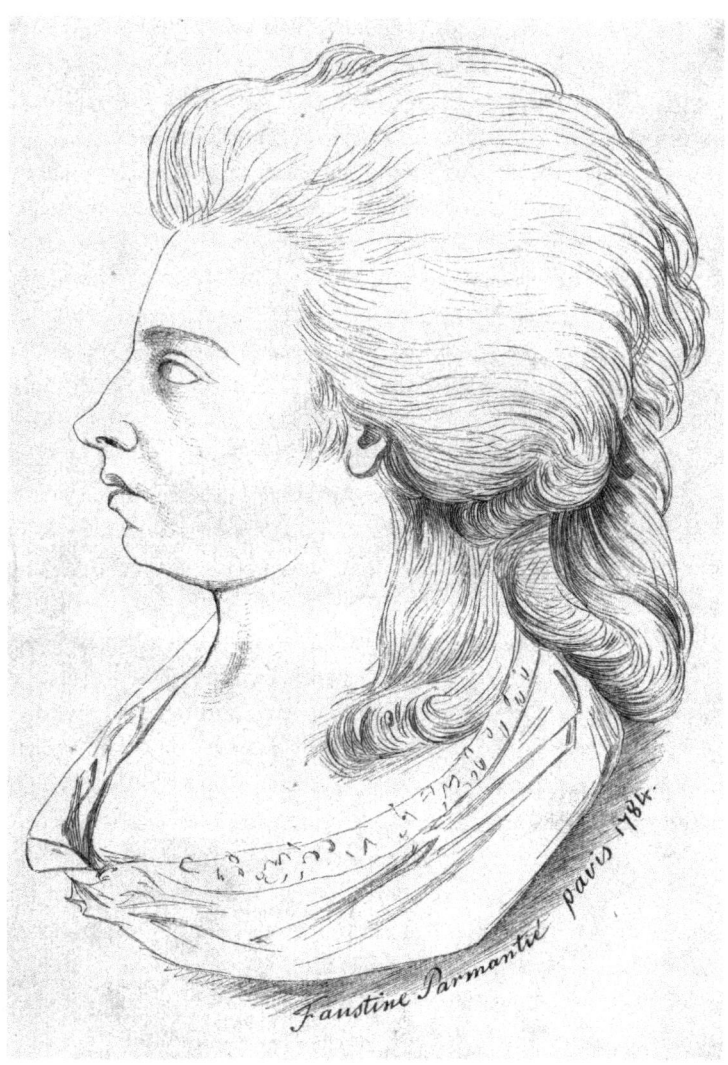

Die blinde Pianistin Maria Theresia Paradis, 1784

die Zeit erstaunliche Beobachtung, denn sie verwies darauf, dass es womöglich gar keine physische, sondern psychische Gründe waren, die dem Kind das Augenlicht genommen hatten. Sie erklärt auch, warum alle üblichen ärztlichen Bemühungen erfolglos blieben.

Das erwies sich allerdings erst, nachdem sämtliche verfügbaren Verfahren ausprobiert worden waren. Und es wurde alles versucht. Ziehpflaster wurden aufgebracht und Blutegel angesetzt. Dem Mädchen wurden alle Haare abgeschnitten, und auf dem geschorenen, blanken Kopf wurde ein flächendeckendes Zugpflaster aufgebracht. Unterschiedliche Substanzen wurden ihm verabreicht – *Pulsatilla nigricans,* ein Extrakt von der schwarzen Küchenschelle, und Radix valeriana, das Pulver von der Baldrianwurzel. Sogar die Elektrisiermaschine kam zum Einsatz. Die Elektroden wurden mitten auf die Augen gerichtet, und stufenweise wurden dem Kind, immer weiter ansteigend, einige tausend kleine Stromstöße verabreicht, so dass man sich am Ende wundern musste, dass ihm neben dem Augenlicht nicht auch noch das Lebenslicht erlosch.

Alles war vergeblich. Die ganzen Torturen brachten keinen Fortschritt, keine Erleichterung. Im Gegenteil, mit der Zeit wurde das ganze Erscheinungsbild des Mädchens immer furchteinflößender. Nicht nur, dass die Augen ihren Dienst versagten, sie machten sich zunehmend selbstständig, traten aus den Augenhöhlen hervor, zuckten und drehten sich, so dass man nur noch das Weiße von ihnen sah. Das Mädchen war in höchstem Maße zu bedauern.

Das einzige, was seine Leiden linderte und ihm einen Lebensinhalt gab, war die Musik. Das hat der Vater, der als Hofsekretär in kaiserlichen Diensten stand, schon früh erkannt. Maria Theresia erweist sich als hochsensibel und außerordentlich aufnahmefähig. Die Eltern lassen ihr daher eine musikalische Ausbildung am Klavier und an der Orgel zukommen. Salieri unterrichtet sie in Harmonielehre. Öffentliche Auftritte verschaffen ihr Abwechslung und

Anerkennung. Sie gilt bald als Wunderkind. Nicht nur bezaubernd Klavier spielen zu können, sondern auch noch blind, dazuhin eigene Kompositionen, das beeindruckt das Publikum. Allein das Augenleiden nahm immer schiefere Züge an.

Als Mesmer sich mit dem Mädchen befasste, hatten auf allerhöchsten Befehl der Kaiserin die größten Koryphäen Wiens, hatten der Augenarzt Baron Wenzel und der erste Hofarzt Baron von Störck die Krankheit gerade wieder für unheilbar erklärt und diesmal endgültig. Mesmer ließ sich dadurch von einer eigenen Untersuchung nicht abhalten. Er hütete sich aber, zu weit gehende Versprechungen zu machen. Er erbot sich zunächst nur, die irrsinnig erscheinenden Zuckungen und Verdrehungen der Augen, die sich immer mehr aus ihren Höhlen herausarbeiteten, stillen zu wollen. In Wirklichkeit reizte ihn freilich, wie er später bekannte, die Heilung der Blindheit selbst. Zuvorderst musste es jedoch darum gehen, das Zutrauen des Mädchens und das Vertrauen seiner Eltern zu gewinnen.

Die erste Begegnung mit Maria Theresia fand am 20. Januar 1777 im Hause Paradis statt. Bald schon kam sie zu Mesmer in die Landhausstraße zur Kur, und Anfang Februar siedelte sie ganz zu ihm über. Die Abläufe sind durch einen detaillierten Bericht des Vaters glaubhaft bezeugt, den er vor dem Konflikt mit Mesmer, der sich bald danach ergeben sollte, in der Berliner Zeitung veröffentlichte. Die Patientin zeigte demnach von Anfang an deutliche Reaktionen auf Mesmers Interventionen. Allein schon wenn Mesmer, wie bei ihm üblich, mit den bloßen Fingern auf ihre kranken Organe deutete, fühlte sie einen sanften Wind durch ihre Augen dringen. Berührte er sie mit zwei Fingern am Hals und wandte er die andere Hand einem Spiegel zu, so folgte ihr Kopf exakt den Bewegungen, die seine Hand vollführte. Ging die Hand nach oben, so ging auch ihr Kopf nach oben, drehte sie sich zur Seite, dann wandte sich auch ihr Kopf zur Seite, genau in dem Maße, wie es fast gleichzeitig die

Hand vormachte. Wichtiger aber war, dass sich ihre Augäpfel allmählich wieder in ihre natürliche Lage zurückbildeten.

Was Mesmer der eigenen Theorie zufolge jetzt noch brauchte, war eine Krise, eine nachhaltig wahrnehmbare Erschütterung des Körpers. Die kündigte sich an beim Gebrauch der Bäder, sie sensibilisierten das Mädchen noch mehr. Es fühlte nun ein Wischen in den Augen, als ob man mit einem feinen Pinsel in ihnen herumstrich. Darauf überkam die Patientin ein starkes Beißen und Jucken, dass sie sich am liebsten die Augen ausgekratzt hätte. Als man sie schließlich dem Licht aussetzte, wurde sie auf der Stelle von einem Schwindel gepackt, und die Augen füllten sich mit einem Schwall von Tränen. Das wiederholte sich jedes Mal, wenn ihr eine Kerze vor die Augen gehalten oder sie dem Fenster mit Tageslicht zugewandt wurde. Die Lichtempfindlichkeit steigerte sich so sehr, dass sie sich vom Weiß des Leintuchs, das über die Badewanne gelegt wurde oder dem Glanz der Serviette, die bei Tisch über ihrem Schoß lag, geblendet fühlte.

Am 8. Februar war es endlich so weit. Maria Theresia Paradis wurde die Binde, die Mesmer ihr zum Schutz der immer empfindlicher gewordenen Augen verordnet hatte, abgenommen. Der Vater berichtet: »Sie fieng an, die Konturs der ihr vorgestellten Cörper, und Figuren zu unterscheiden. Der neue Sinn war aber so schwach, daß sie diese Dinge nur in seinem sehr dunklen, mit Fensterbalken, und Vorhängen wohl verwahrten Zimmer erkennen konnte. Wenn man bey ihren, obschon mit einer fünfach übereinander gelegten Binde verhüllten Augen, mit einem angezündeten Lichte nur flüchtig vorüberfuhr, so fiel sie, wie vom Blitze gerührt, schnell zu Boden. Die erste menschliche Figur, die sie erblickte, war ihr Retter, Herr Doctor Mesmer selbst. Er ist von mehr als mittelmäßiger Größe, und wohlgestaltet. Sie betrachtete ihn, und die verschiedenen schwankenden Bewegungen seines Cörpers, die er vor ihren Augen, sie zu prüfen, machte, mit tiefer Aufmerksamkeit. Sie entsetzte sich einigermaßen darüber, und sprach: Das ist fürchterlich zu sehen! Ist dies das Bild des Menschen? Man führte ihr auf Verlangen einen großen Hund im Hause vor, der sehr zahm, und immer ihr Liebling war. Sie besah ihn mit gleicher Aufmerksamkeit. Dieser Hund, sagte sie hierauf, gefällt mir besser als der Mensch, sein Anblick wenigstens ist mir weit erträglicher. Vorzüglich waren ihr die Nasen in den Gesichtern, die sie sah, sehr anstößig. Sie konnte sich darüber des Lachens nicht enthalten. Mir kömmt vor, meldete sie, als wenn sie mir entgegen droheten und meine Augen ausstechen wollten. Seitdem sie mehrere Gesichter gesehen, gewöhnte sie sich besser daran. Die meiste Mühe kostet dem Herrn Mesmer, ihr die Farben, und die Grade der Entfernung kennen zu lernen. Da sie in Absicht auf den neugeschaffenen Sinn des Gesichtes, eben so unerfahren, und ungeübt, als ein neugeborenes Kind ist, so irret sie sich zwar nie dem Anstande einer Farbe gegen der andern. Sie vermenget aber deren Benennungen, besonders, wenn man sie nicht auf die Spur führt, Vergleichungen mit Farben anzustellen, die sie schon kennen gelernt hat. Bey Erblickung der schwarzen Farbe erklärt sie: Dies sey das Bild ihrer vorherigen Blindheit. Diese Farbe erregt auch immer bey ihr einen gewissen Hang zur Melancholie, der sie während der Cur oft ergeben war. Da sie in dieser Zeit vielfältig in ein plötzliches Weinen ausbrach, so hatte sie einstmals einen so heftigen Anfall, daß sie sich auf einen Sofa warf, mit den Händen rang, die Binde abriß, alles von sich stieß, und unter jämmerlichen Klagen, und Schluchzen sich so verzweifelt gebährdete, daß eine Madame Sacco oder sonst jede andere berühmte Actrice kein besseres Muster zur Vorstellung einer durch den äußersten Kummer geängstigten Person hätte abnehmen können. Nach wenigen Augenblicken war diese traurige Laune vorüber, und sie nahm ihr voriges, gefälliges, und munteres Wesen gleich wieder an, obschon sie bald darauf in den nämlichen Rückfall auf das neue geriet. Da in den ersten Tagen des sich verbreiteten Rufes von ihrem Wiedersehen ein starker Zulauf von Verwandten, Freunden und von den vornehmsten Standespersonen geschah, so wurde sie sehr unwillig darüber. Sie äußerte in ihrem Unmuthe gegen ihren Vater: Woher kömmt es, daß ich mich itzt weniger glücklich finde, als vormals. Alles, was ich sehe, verursacht mir eine unangenehme Bewegung. – Ach! In meiner Blindheit bin ich weit ruhiger gewesen. Der Vater tröstete seine Tochter mit der Vorstellung, dass ihre itzige Bewegung allein von der Empfindung der fremden Sphäre herrührte, darinne sie schwebe. Die neue Lage worin sie sich durch das wiedererhaltene Augenlicht versetzt fände, müsse nothwendig eine nie gefühlte Unruhe in ihr erregen. Sie würde aber so gelassen, und so zufrieden, als andere werden, so bald sie des Sehens mehr gewohnt seyn würde. Das ist gut, antwortete sie, denn sollte ich immer bey Ansichtwerdung neuer Dinge eine, der itzigen gleiche Unruhe empfinden, so wollte ich viel lieber an der Stelle zur vorigen Blindheit zurückkehren.

Sie hatte verschiedene Male Anwandlungen von Ohnmachten, besonders, wenn ihr nahe Verwandte, oder sonst vertraute Freundinnen vorgestellt wurden (…). Da der neu empfangene Sinn sie in den ersten Stand der Natur versetzet, so ist sie ganz vom Vorurtheile frey, und benennet die Sachen bloß nach dem natürlichen Eindrucke, womit sie auf sie wirken. Sie urtheilt sehr wohl von den Gesichtszügen, und schließt daraus auf die Gemüthseigenschaften (…). Die Vorweisung eines Spiegels brachte ihr viel Verwunderung, sie konnte sich gar nicht darein finden, wie es zuginge, daß die Fläche des Spiegelglases die Objecte auffangen, und sie dem Auge wieder vorstellen könne. Man führte sie in ein prächtiges Zimmer, wo sich eine hohe Spiegelwand befand. Sie konnte sich darinne nicht genug satt sehen. Sie machte die wunderlichsten Wendungen und Stellungen vor demselben, besonders aber mußte sie darüber lachen, daß das im Spiegel sich zeigende bey Annäherung ihrer Person gegen ihr trat, hingegen bey ihrer Entfernung ebenfalls zurückwich. Alle Objecte, die sie in einer gewissen Entfernung bemerkte, kommen ihr klein vor, und sie vergrößern sich in ihrem Begriffe nach [dem] Maaß, als sie ihr näher gerückt werden. Da sie mit offenen Augen einen Bissen gerösteten Brotes in ihre Schokolade tauchte, und damit zum Munde fuhr, schien ihr solcher so groß, daß sie solchen nicht in den Mund bringen zu können glaubte. Man zeigte ihr an einem heitern Abend durch die Fenster den gestirnten Himmel. Sie drang aber darauf, selbigen in dem Garten frey zu besehen. Man musste ihr nachgeben und sie auf die vor dem Gebäude liegende Terrasse des Gartens führen. Hier nun zeigte sie allen Anwesenden einen beweglichen Auftritt. Sie erhob stillschweigend ihre Hände hoch gegen den prächtig schimmernden Himmel, vermuthlich aus dem Innersten des Herzens ihm das feurigste Dankgebet zuzusenden. Nach einigen Augenblicken rief sie aus: O wie ernsthaft diese Sterne auf mich herabblinken! Prächtiger kann wohl nichts in der Natur seyn. Wenn man irgend eine feurige Regung zur wahren Andacht gegen das obere Wesen empfindet, so muß es gewiß hier seyn, hier unter dieser hellschimmernden Decke, wo ich itzt stehe.

Sie ward darauf zu dem Baßin geführet, welches sie eine grosse Suppenschüssel nennete. Die Spaziergänger auf beyden Seiten schienen ihr neben herzugehen und auf dem Rückwege nach den Zimmern glaubte sie: das Gebäude käme ihr entgegen, woran ihr die beleuchteten Fenster besonders wohl gefielen. Des folgenden Tages mußte man, um sie zu befriedigen, sie beym Tageslichte in den Garten bringen. Sie besah alle Gegenstände wieder aufmerksam, aber nicht mit so viel Vergnügen, als am vorigen Abend. Sie nannte den vorbeyfliessenden Donaustrom einen langen, und breiten weißen Streif. Sie deutete genau die Orte an, wo sie den Anfang und das Ende vom Flußlaufe sah. Die in einer Entfernung von etwa tausend Schritten jenseits des Flusses stehenden Bäume der sogenannten Prater-Au glaubte sie mit den ausgestreckten Händen berühren zu können. Da es ein heller Tag war, so konnte sie das freye Sehen im Garten nicht zu lange aushalten; sie selbst verlangte, ihre Augen wieder zu verbinden, weil die Empfindung des Lichtes ihrem noch schwachen Sinne zu scharf fiel, und ihr einen Schwindel verursachte. Ist sie nun wieder verbunden, so getrauet sie sich, ohne Führung keinen Schritt vorwärts zu thun, wo sie doch vormals in ihrer Blindheit in den ihr bekannten Wohnzimmern ohne jemands Leitung ganz zuversichtlich herumgegangen ist. Die neue Zerstreuung der Sinne verursacht, daß sie beym Claviere schon mehr Nachsinnen anwenden muß, um ein Stück zu spielen, wo sie vor dem die schweresten Concerte mit der größten Richtigkeit fortspielte, und zugleich mit den Umstehenden sich im Gespräche unterhielt. Mit offenen Augen wird es ihr itzt gar schwer, ein Stück zu spielen. Sie beobachtet alsdann ihre Finger, wie sie über die Claviere weggaukeln, verfehlet aber dabey die meisten Clavers.«

Kein Zweifel, Maria Theresia Paradis konnte nach vierzehnjähriger vollkommener Blindheit wieder sehen, zumindest in Umrissen. Und das hatte der Doktor Mesmer mit seiner Kunst bewirkt. Der Bericht über die Wahrnehmungen, die Äußerungen und das Verhalten der jungen Paradis ist zu detailliert, zu originell, zu konsistent, als dass die Schilderungen schlichtweg hätten erfunden sein können. Auch ist er so zeitnah zum Geschehen veröffentlicht worden, dass eine Manipulation aufgrund der Streitigkeiten, die der Fall alsbald auslösen sollte, ausgeschlossen werden kann. Die möglichen Konfliktlinien sind zwar bereits erkennbar, sie sind indes noch nicht virulent. Das sollten sie aber schon bald werden.

Die plötzliche, durch und durch wunderliche Heilung der jungen Paradis erregt erhebliches Aufsehen. Alle Welt will mit eigenen Augen sehen, was mit den Augen der Blinden geschehen war.

Verwandte, Freunde und vornehmste Standespersonen drängen zu Mesmers Haus. Die ganze Stadt will sich von der Wahrheit eines Geschehens überzeugen, das unglaublich ist. Auch der Leibarzt der Kaiserin, Baron von Störck, der unlängst noch offiziell die Unheilbarkeit der Patientin erklärt hatte, sowie Dr. Barth, Anatom und bekannter Starstecher in Wien, der sie über Jahre hinweg vergeblich behandelt hatte, machen dem Mädchen ihre Aufwartung. Sie untersuchen es sorgfältig, nehmen verschiedene Prüfungen vor, um sicherstellen zu können, keiner Irreführung aufzusitzen – und zeigen sich »von dessen Herstellung völlig überzeugt«. Zunächst jedenfalls.

Der Rummel um das Mädchen erzeugt allmählich aber Widerstände – bei Maria Theresia selbst, die sich ob der vielen neuen Eindrücke überlastet fühlt und zunehmend unsicherer wird, bei der Ärzteschaft, die sich in ihrer Profession und ihrem Ansehen düpiert fühlt, und bei den Eltern, die das Gratial der Kaiserin und die Karriere ihrer Tochter gefährdet sehen, wenn sie das Augenlicht zwar zurück erhielte, die Heilung aber mit dem Verlust ihrer Virtuosität am Klavier bezahlen müsste. Für alle Beteiligten, mit Ausnahme Mesmers, schien es daher das Beste, wenn die Patientin wieder in die Dunkelheit zurückkehrte. Die Wiener Ärzte hätten am Ende Recht behalten, das Mädchen könnte sein gewohntes Leben beibehalten, es würde das Publikum mit seinem blinden Spiel weiterhin faszinieren, die Eltern hätten ihr Auskommen gesichert. Und so geschieht es.

Der Augenarzt Dr. Joseph Barth, der die Sehfähigkeit der jungen Paradis selbst untersucht und bereits bestätigt hat, zieht seinen Befund zurück und erklärt dies damit, dass die Patientin »die Namen der ihr vorgelegten Dinge oft nicht weiß und häufig verwechselt« habe oder »des öfteren die Bezeichnungen der Gegenstände«, die sie gesehen haben will, »vergessen oder verwechselt habe«. Das mag wohl so gewesen sein, doch war dies keineswegs ein Argument gegen ihr grundsätzliches Sehvermögen, sondern lediglich Ausdruck mangelnder Übung und Ausfluss des psychischen Drucks, dem das Mädchen zunehmend ausgesetzt wurde. Doch weitere Ärzte, darunter der Naturforscher Jan Ingenhousz, der eine Entdeckung wie die des Animalischen Magnetismus, wenn sie denn überhaupt je möglich wäre, sowieso nur dem Genie eines Engländers zugetraut haben soll, schließen sich den Gegnern Mesmers an. Sie bringen die Eltern Ende April 1777 dazu, die Kur abzubrechen und ihre Tochter zurückzufordern. Mesmer wehrt sich dagegen, und auch die Tochter verweigert die Rückkehr zu den Eltern. Der Konflikt eskaliert, es kommt zu handgreiflichen Auseinandersetzungen. Die Mutter geht »mit bloßen Händen auf ihre Tochter, der Vater mit blankem Schwert« auf Mesmer los, um »dann doch unverrichteter Dinge wieder abzuziehen«. Schließlich greift Baron von Störck in seiner Eigenschaft als Dekan der Medizinischen Fakultät ein und befiehlt Mesmer »dieser Betrügerey ein Ende zu machen (…) und die Jungfer Paradis ihren Eltern zurück zu geben«. Anfang Juni gibt Mesmer nach – oder gibt er eher auf? Sieht er ein, dass unter diesen Umständen keine Aussicht auf eine erfolgreiche Behandlung der Patientin mehr bestand? Jedenfalls kehrt die junge Paradis ins Haus der Eltern zurück und wendet sich, nun auf ewig blind, wieder ihrem Klavierspiel zu. Fünf Jahre später absolviert sie eine dreijährige, höchst erfolgreiche Tournee, konzertiert in den großen Hauptstädten Europas, vor Fürsten und Herzögen, Königen und Königinnen, führt danach einen großen Salon in Wien und wird zu einer gefragten Musikpädagogin insbesondere für blinde Mädchen.

Mesmer hingegen hat in Wien ausgespielt. Sein Ruf als Arzt und Wissenschaftler ist restlos beschädigt. Er hat hier nichts mehr zu erhoffen. Ein halbes Jahr nach dem Desaster, am 20. Januar 1778, verlässt er die Stadt und auch seine Frau. Seiner Patientin jedoch sollte er sechs Jahre später wieder begegnen, als sie am 16. April 1784 bei einem Concert spirituel in Paris auftrat. Neben Mesmer waren auch König Ludwig XVI. und seine österreichische Gattin zugegen. Die Aufmerksamkeit der Besucher galt jedoch weniger dem Königspaar als Mesmer. Auf ihn waren, Beobachtern zufolge, alle Augen gerichtet, über ihn, den vermeintlichen »Angeber«, wurde heftig getuschelt. Die Affäre von Wien war unvergessen, sein Heilsystem wieder einmal Gegenstand einer akademischen Untersuchung. Das sollte sich bis zu seinem Tod nicht ändern.

13
DIE KRISE

Die Blamage von Wien stürzte Mesmer in eine Krise. Es war nicht die Form von Krise, die er als notwendigen Teil seiner Heiltheorie formuliert hatte. Die Krankheitskrise machte die Krankheit offenkundig. Sie brachte zutage, was in den Patienten angelegt, aber womöglich verdeckt war. Die Krise trieb die Krankheit bis zu dem Punkt, an dem eine Umkehr unausweichlich wurde. Häufiger auftretende Krisen waren deshalb nicht beunruhigend, sondern »ein Zeichen nahender Besserung«. Sie zeigten an, dass sich im Körper etwas tat. Das beste Beispiel dafür war das Fieber. Solange es tobte, war der Körper auf Heilung aus. Derartige Krisen zu erzeugen, war Teil der magnetischen Kur. Sie sollte »die Krisen, welche die Natur oft erst langsam, und mit Gefahr bewirke, schnell und unschädlich vorübergehen« lassen und so eine endgültige Heilung bewirken.

Mesmer litt nicht unter einer solchen Krankheitskrise. Sein Problem bestand in einer Lebens- und einer Erkenntniskrise, die sich möglicherweise auch in einer depressiven Episode äußerte. Sein ganzes bisheriges Leben lang war es mit ihm bergauf gegangen. Vom Dorfschüler zum Jesuitenzögling, vom Fürstenstipendiaten zum Doktor der Philosophie, vom Medizinstudenten auf einen Lehrstuhl der Wiener Universität, vom armen Schlucker zum reichen Gatten und großzügigen Gastgeber. Nun aber lag seine ganze Existenz in Scherben. Als Mediziner verspottet, als Mitglied der Gesellschaft kompromittiert, als Ehemann desillusioniert. Mesmer ergriff die Flucht – weg aus seinem bedrückenden Wiener Umfeld und hinein in eine tiefe existenzielle Krise.

Mesmer hat seine üble Verfassung nach dem Weggang aus Wien selbst beschrieben: »Ein verzehrendes Feuer erfüllte meine ganze Seele. Ich suchte die Wahrheit nicht mehr voll zärtlicher Neigung, ich suchte sie voll der äußersten Unruhe.« Nun, da Wissenschaft und Gesellschaft ihm ihre Verachtung und ihr Misstrauen entgegengeschleudert hatten, sucht er Rettung in der ihm vertrauten Natur. Doch auch sie bietet keinen sicheren Halt, zeigt sich abweisend und widerständig: »Felder, Wälder und die entlegensten Einöden hatten allein noch Reize für mich. Da fühlte ich mich näher bei der Natur. In der hefftigsten Bewegung, glaubte ich zuweilen, daß mein von ihren vergeblichen Lockungen ermüdetes Herz, sie wild von sich stiesse. O Natur! rief ich bei dergleichen Anfällen aus, was willst du von mir? Bald hingegen, glaubt' ich sie zärtlich zu umarmen, oder voll der höchsten Ungeduld zu beschwören, sie möchte doch meine Wünsche erfüllen. Zum Glück hatte meine Heftigkeit, in der Stille der Wälder, niemand als die Bäume zu Zeugen. Denn, wahrlich! Ich muß einem Wahnsinnigen sehr ähnlich gesehen haben.«

Mesmer befand sich in der Zwickmühle. Über zwölf und mehr Jahre hinweg hatte er seine Überlegungen von den universellen Beziehungen zwischen Makro- und Mikrokosmos, zwischen Menschen und Dingen entwickelt, hatte sie auf seine medizinische Arbeit übertragen und doch bewiesen, dass es tatsächlich solche Rapporte gab und dass Kranke bei entsprechender Anwendung sogar geheilt werden konnten. Aber es war ihm nicht gelungen, seine Entdeckung so zu beschreiben und zu erklären, dass sie von den Kollegen auch verstanden und nachvollzogen werden konnte. Ihm fehlten nicht nur die richtigen Worte, ihm fehlte, viel schlimmer, der richtige Begriff von dem, was da geschah. Ihm wurde, mehr intuitiv denn intellektuell, bewusst, worin sein Problem bestand: »Ich bereute die Zeit, die ich anwandte, Ausdrücke für meine Gedanken zu suchen. Ich fand, daß wir jeden gefaßten Gedanken unmittelbar, ohne langes Nachsinnen, in die Sprache einzukleiden pflegen, die uns die bekannteste ist. Und da faßt' ich den seltsamen Entschluß, mich von dieser Sclaverey los zu machen (…). Drey Monate dacht' ich ohne Worte.«

Denken ohne Worte. Mesmer wendet sein Theoriedefizit in eine Sprachkritik. Er entzieht sich der Zumutung, etwas in Sprache fassen zu sollen, wofür es (noch) keine Sprache gibt. Er weiß, dass ihm seine Leser nur schwer werden folgen können: »Nur die eines Enthusiasmus fähige[n] Leser werden mich ohne Zweifel verstehen.« Er fordert sie daher auf: »Versuchen Sie es einmal, ich bitte Sie, ohne Worte zu denken, aber nur zum Vergnügen«, und sie würden sehen, dass »nur eine unmerkliche Schattierung zwischen der höchsten Stufe des Enthusiasmus und der Narrheit ist«. Es ist der Gedanke und es ist das Schicksal des Genies – Mesmer verwendet den Begriff in diesem Zusammenhang –, die hier aufleuchten: »Wer sich dergleichen übertriebenen Anstrengungen überläßt, setzt die Werkzeuge seines Gehirns augenscheinlichen Gefahren aus.« Wer der Sonne zu nahe kommt, droht abzustürzen. Wer zu sehr vom Baum der Erkenntnis kostet, läuft Gefahr, aus dem Paradies verbannt zu werden.

Mesmer befreit sich aus dem Dilemma durch Verweigerung. Er entzieht sich dem Korsett der Sprache, er verweigert den offenen Diskurs, er geht stattdessen in sich und sucht den Halt einzig bei sich selbst. Drei Monate braucht er, um zur Besinnung zu kommen: »Als sich dies tiefe Nachdenken endigte, sah' ich mich voll Erstaunen um. Meine Sinnen betrogen mich nicht mehr, wie vorhin. Alle Gegenstände hatten für mich eine neue Gestalt (…). Unmerklich kam wieder Ruhe in meine Seele, denn sie war nun von dem wirklichen Daseyn, der von mir bisher so hitzig verfolgten Wahrheit, völlig überzeugt.« Was er als eine Gewissheit formuliert, gleicht freilich eher einer Ahnung, denn er »erblickt« sie »noch in der Ferne, noch in einige leichte Nebel gehüllt«.

Worauf er vertrauen will und kann, ist das »unschätzbare «, seinen »Händen anvertraute Gut«, ist seine Heilkunst. Sie ist für ihn »ein sechster künstlicher Sinn«. Sinne aber lassen sich letztlich, so

Mesmer durchaus zutreffend, »weder erklären noch beschreiben – bloß fühlen« und »empfinden«.

Mesmer erkennt, dass die Sprache nicht hinreicht, seine Einsichten und Erfahrungen mitzuteilen: »Sehnlich wünscht' ich den Beweis davon ordentlich, deutlich und bestimmt geben zu können. Allein ich finde für meinen Gegenstand keine bestimmte eigentliche Ausdrücke.« Was ihm verfügbar ist, um sich verständlich zu machen, sind lediglich »Bilder, Vergleichungen, Annäherungen«, diese aber behalten »tausend Unvollkommenheiten«. Selten ist Mesmer in den Reflexionen und Darlegungen seinem Lebensproblem näher gekommen als in der Auszeit, die er sich zwischen der Niederlage von Wien und dem Neubeginn in Paris nahm. Es bestand in der Theorielücke seines Systems, in der Divergenz zwischen einer Heilpraxis, die ohne Zweifel Wirkungen zeitigte, und einem Erklärungsmodell, dessen Konsistenz fragwürdig war und das sich mangels hinreichender physiologischer und psychologischer Grundlagen auf eine Rhetorik stützte, die angesichts einer fehlenden Begrifflichkeit nicht überzeugen konnte. Mesmer war ein glänzender Kommunikator – mit seinen Händen und seinen Blicken, doch nicht mit Worten.

Er hat dies durchaus eingesehen und daraus seine Konsequenzen gezogen. Weil ihm die rechten Worte fehlten, verzichtete er auf eine minutiöse Darlegung seines Systems und beschränkte sich stattdessen auf eine begrenzte Zahl von Merksätzen. Weil er sich dieser Unzulänglichkeit bewusst war, bestand er im Kampf um die Anerkennung auf den persönlichen Augenschein seines Heilvermögens. Damit aber wurde seine Kunst zu einer artistischen Angelegenheit, sein System zu einer Geheimwissenschaft, seine Intervention zu einer Form von Zauberei, für die der Magnetisierstab ein passendes Utensil darstellte. Ob dieser Strategie, musste sich die Schar der Beobachter zwangsläufig in zwei Parteien spalten – in die Gruppe der Gläubigen, die fühlten, was sie sahen, und in die Schar der Skeptiker, die genau wissen wollten, was da vor sich ging, die Aufklärung verlangten und die an dem gerade erst erreichten Prinzip der Universalität von Erkenntnis nicht gerüttelt wissen wollten. Mesmer geriet mit seiner Position unweigerlich zwischen die Fronten, und seine Krise wurde damit zwangsläufig auch zu einem Musterfall für die Krise der Aufklärung.

Sie war mittlerweile an ihre Grenzen gestoßen. Der Aufbruch in der Philosophie und in den Wissenschaften war in diesem Jahrhundert so gewaltig und so umfassend gewesen, dass nicht mehr klar festzustellen war, was daran vernünftig war und was nicht. Alles wurde erfasst und klassifiziert. Alle erdenklichen Instrumente wurden entwickelt, um die Welt immer genauer zu erkunden. Ort und Zeit, Geschwindigkeit und Temperatur, die Struktur der Erdkruste und der Sauerstoffgehalt der Luft, die Flugrichtung der Vögel und der Salzgehalt der Meere – alles sollte genauestens vermessen werden. Selbst die Bläue des Himmels wurde zum Objekt der Analyse und hierfür eigens das Cyanometer erfunden. »Die Zahl wurde«, so Adorno und Horkheimer, »zum Kanon der Aufklärung.« Mesmer spürte das Unbehagen in sich und bei den Zeitgenossen: Die Gelehrten »pflegen mit unermüdeter Sorgfalt den großen Baum der Wissenschaften; allein sie beschäftigen sich immer mit dem äußersten der Äste, vernachlässigen aber die Wartung des Stammes.« Der Stamm, das war für Mesmer die natürlich-harmonische Befindlichkeit der Menschen in der Wechselwirkung von inneren und äußeren Gegebenheiten. Darüber galt es, weiter zu forschen. In seiner Krise hatte Mesmer die Zuversicht zurückgewonnen, sich seines eigenen Verstandes bedienen zu können. Erst sechs Jahre später wird Kant diese Maxime als gültiges Prinzip der Aufklärung formulieren und betonen, dass die einzige Voraussetzung dafür Mut und Entschlusskraft sei. Dies schloss Irrtümer und Irrwege nicht aus. Im Gegenteil, sie in Kauf zu nehmen, war die Voraussetzung dafür, irgendwann tatsächlich den richtigen Weg zu finden. In Wien war er Mesmer verbaut, in Paris schienen ihm die Chancen erheblich größer.

14
PARIS

Am 23. Februar 1778 erreichte Mesmer Paris, ausgestattet mit einem Empfehlungsschreiben des Fürsten Kaunitz, Staatskanzler der Kaiserin Maria Theresia und einer der führenden Akteure im Kräftespiel der großen Mächte im vorrevolutionären Europa. Es war adressiert an den österreichischen Gesandten in Paris, Graf Mercy-d'Argenteau, der zugleich als enger Berater Marie-Antoinettes, der Kaisertochter und jetzigen Königin von Frankreich, fungierte. Mesmer hatte damit von Anfang an beste Kontakte zum Hof und Zugang zur höheren Gesellschaft.

Er bemühte sich sogleich, seine Heilkunst bekannt zu machen und richtete hierfür an der Place Vendome, also höchst zentral in unmittelbarer Nähe zum Louvre und den Tuilerien, eine Praxis ein. Einige Monate später, im Mai 1778, zog er mit seiner Praxis vor die Tore der Stadt, in das kleine Dorf Créteil, um sich schließlich ab dem Sommer auf längere Zeit in einem vornehmen Haus in der Rue Coq-Héron, wiederum im Zentrum von Paris, einzumieten. Mesmer behandelt nach eigenem Bekunden eine Reihe von schweren Krankheiten, bei denen andere Ärzte hatten passen müssen – »eine mit häufigem Erbrechen verbundene (…) Melancholie, verschiedene alte Verstopfungen der Milz, der Leber und des Gekröses, einen unvollkommenen Star, der schon so weit gekommen war, daß die Person nicht mehr ohne Führer gehen konnte« sowie »eine allgemeine mit Zittern verbundene Lähmung, welche den vierzigjährigen Kranken einem Greis und Betrunkenen ähnlich machte«.

Eine der frühesten unabhängigen Beschreibungen von Mesmers Wirken in Paris verdanken wir Friedrich Melchior Grimms *Correspondance Littéraire, Philosophique et Critique*. Seit 1754 unterrichtete der bestens vernetzte und spätere Baron Grimm die gekrönten

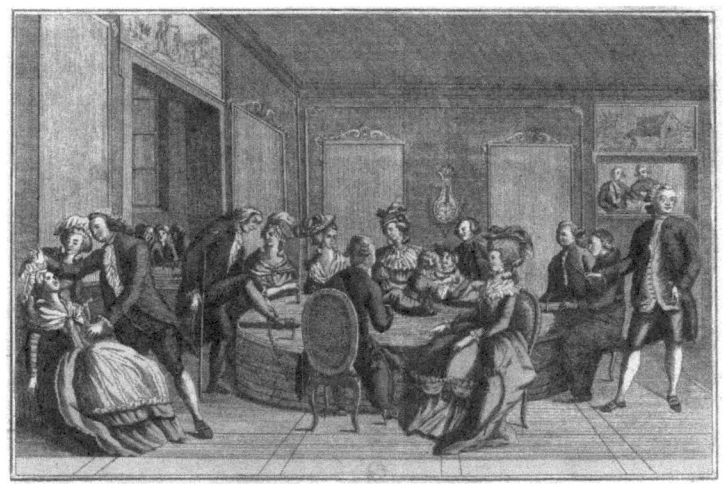

Mesmerische Gruppentherapie in Paris, um 1784

Häupter Europas, darunter die Zarin Katharina von Russland, König Gustav von Schweden und Friedrich den Großen, sowie alle, die sich das teure Abonnement leisten konnten, über die neuesten Vorgänge in Paris: was in Mode kam und was wieder vorüberging, worüber man diskutierte und worüber man tunlichst schwieg.

1780 kommt er erstmals auf Mesmer zu sprechen und merkt an, dass er zwar schon bald nach seiner Ankunft die Neugier des Publikums erweckt habe, dann aber schnell wieder vergessen worden sei. Seit einigen Monaten jedoch steigere sich das Interesse an ihm so sehr, dass er alle Mühe habe, »den täglichen Besuchen in seiner Wohnung Genüge zu leisten«, und dass sein sehr geräumiges Etablissement kaum mehr ausreiche, »die Anzahl der Kranken [zu] fassen, die den Mut haben, sich seiner Behandlung zu unterwerfen«. Dann schildert er das Geschehen in Mesmers Praxis: »Diese Versammlungen sind etwas gar Wunderseltsames. Man denke sich mitten im Zimmer einen großen Tisch, aus welchem in bestimmten

Zwischenräumen kürzere oder längere eiserne oder stählerne Stäbe hervorgehen. Unter den um diesen Wundertisch gereihten Kranken haben einige einen dieser Stäbe auf das Ohr, andere an die Augen, andere wieder gegen den Magen gestützt, und ein jeder in einer verschiedenen Positur, diese hier von Schweiß triefend, jener vor Frost zitternd, die dort in konvulsivischen Bewegungen, jene da über Gebühr gähnend, und der diesen seltsamen Übungen präsidierende Äskulap spielt bald in einem Winkel die Glasharmonika, trabt bald von einem Kranken zum anderen, streckt einen oder zwei gabelförmige Finger gegen die Stirn derer, die einer so natürlichen und heilsamen Hilfe am schleunigsten zu bedürfen scheinen. Kurz, alles das gleicht weniger Versuchen aus der Arzneikunde oder Naturlehre als dem wahnsinnigen Gaukelspiel der Konvulsionäre.«

Was Grimm hier berichtet und offensichtlich auch selbst erlebt hat, ist das klassische Setting von Mesmers Kuren: Im Zentrum das Baquet mit seinen darin enthaltenen magnetisierten, d. h. vermeintlich energetisch aufgeladenen Objekten, drum herum gruppiert die Patienten, welche die so konzentrierte Energie mittels Eisenstäbe auf ihre kranken Organe leiten. Im Hintergrund sphärische Musik von der Glasharmonika und als Dirigent der ganzen Szene Mesmer, der Meister selbst, wie er die Kranken mit seinen Augen und seinen Fingern fixiert und vehemente Reaktionen auslöst.

Das Geschehen mag dem Beobachter wundersam und grotesk, ja als ein wahnsinniges Gaukelspiel erscheinen. Dass es sich aber wie geschildert ereignete, daran lässt er keinen Zweifel. Er weiß es nur nicht recht zu deuten: »Welches Urteil man (…) über den Gebrauch fällen mag, den Mesmer bis jetzt von seinen Geheimnissen gemacht hat, man kann doch schwerlich die Menge von Zeugnissen Lügen strafen, welche beweisen, daß er in der Natur irgendein Prinzip entdeckt hat, vermittels dessen er wenigstens außerordentliche Wirkungen hervorbringt.«

Männer und Frauen jedes Alters und jedes Standes kommen zu Mesmer in die Behandlung – Adlige, Rechtsanwälte, Geistliche, Soldaten, selbst andere Ärzte und Chirurgen. Jeden zweiten Tag wird auch ein Baquet für die Armen bereitgehalten. Mesmer hat Erfolg bei den Patienten. Er verdient unglaubliche Summen. Im Rückblick wird er davon sprechen, »mehr denn eine Million erworben« zu haben«. Er will aber mehr. Er will die Anerkennung der Gelehrten, der Kollegen und Wissenschaftler. Also verfasst er wieder eine Schrift, sein *Mémoire sur la découverte du magnétisme animal*. Sie wird zwei Jahre später auch auf Deutsch bei dem Karlsruher Verleger Michael Macklot als *Abhandlung über die Entdeckung des thierischen Magnetismus* erscheinen. Es ist das erste Mal seit seiner Niederlage von Wien, dass er sich umfassend äußert. Und es ist, wie nicht anders zu erwarten, eine Rechtfertigungsschrift. Der Versuch, angesichts von gegnerischen Attacken, die ihm nacheilen, und üblen Gerüchten, die kursieren, die Oberhoheit über den Diskurs zurückzugewinnen. Ausführlich schildert er seinen Werdegang als Forscher und praktizierender Arzt, berichtet von seinen bekanntesten Heilungen und legt detailliert bei Nennung aller Namen Kabale und Missgunst seiner Kollegen dar.

Der Text ist zugleich eine Ankündigungsschrift. Mesmer erklärt, mit der Beschreibung seiner Methode »eine neue Theorie der Krankheiten« und deren »allgemeinen Nutzen« zu ihrer Bekämpfung beweisen zu wollen. In seinen ersten Begegnungen mit den Pariser Kollegen war ihm nämlich erneut die Lücke erkennbar geworden, die zwischen seinen Heilerfolgen und seiner Theorie klaffte: »Ich fühlte wirklich selbst die Schwierigkeit, durch bloße Vernunft-Schlüsse, das Dasein eines Principiums zu beweisen, von dem man noch gar keinen Begriff hatte.« Noch sah er sich nicht imstande, seine Vorstellungen in einem geschlossenen System, abgeglichen mit dem herrschenden medizinischen und naturwissenschaftlichen Erkenntnisstand, darzulegen. Etwas aber musste er bieten. Zu sehr lief er Gefahr, als Dunkelmann und Geheimniskrämer gescholten zu werden. Also entschließt er sich, die Eckpunkte seiner Überlegungen in 27 Merksätzen zu formulieren und sie in einer Explizitheit bekannt zu machen, »wie es bisher noch nie geschah«.

Der Befreiungsschlag wird ihm nicht gelingen. Seine Merksätze sind eine krude Mischung aus kosmologischen Spekulationen, physikalischen Versatzstücken, persönlichen Erfahrungsmomenten, unbewiesenen Behauptungen und verwegenen Versprechungen. Er unterstreicht seine Ausgangsthese, wonach alle Himmelskörper, die Erde eingeschlossen, Lebewesen und Dinge in Beziehung zueinander stünden und sich wechselseitig beeinflussten. Er reklamiert die Existenz einer allgegenwärtigen, äußerst feinen Flüssigkeit, vermöge derer die Wechselwirkung zwischen den verschiedenen Körpern erfolge. Er proklamiert hierfür mechanische Gesetze, die aber noch unbekannt seien. Er deklariert magnetähnliche Eigenschaften des menschlichen Körpers, bedingt durch zwei ihm eigene entgegengesetzte Pole, die ein Magnetfeld bildeten, das verstärkt, aber auch ausgeschaltet werden könne. Er behauptet die Übertragbarkeit dieser besonderen magnetischen Kraft auf alle lebendigen und leblosen Körper mittels Licht und Schall und insbesondere auch ihrer Reflexion durch Spiegel. Er erklärt zugleich die Existenz einer entgegengerichteten Kraft, durch die alle die beschriebenen Phänomene auch wieder aufgehoben und unwirksam würden. Er verspricht die Veröffentlichung seiner »practischen Regeln«, wodurch auch andere aus der Erfahrung lernen können, Nervenkrankheiten unmittelbar und andere Leiden mittelbar zu heilen. Und er verkündet zuletzt die Lösung aller medizinischen Probleme auf Erden: »Dies Lehrgebäude wird den Arzt in Stand setzen, die Gesundheit eines jeden bestimmt zu beurteilen, ihn vor allen Krankheiten, denen er ausgesetzt sein könnte, zu verwahren, und folglich die Heilkunst auf den Gipfel ihrer Vollkommenheit bringen.«

Keine Frage, dass sich Mesmer mit solchen Thesen, so überzeugt er auch selbst von ihnen gewesen sein mochte, keine Freunde unter den Kollegen machte. Alle akademischen Gesellschaften lehnen ihn oder seine Lehre ab. Immerhin findet er einen überzeugten und angesehenen Mitstreiter, der sich in den offiziellen Gremien der Universität für ihn einsetzt und auch öffentlich Partei für ihn ergreift. Es ist der junge Arzt Charles d'Eslon, selbst Mitglied der medizinischen Fakultät und als Leibarzt des Grafen von Artois, eines Bruders des Königs, mit den höchsten Kreisen Frankreichs verbunden. D'Eslon verfügt über die Verbindung zur Königlichen Medizinischen Gesellschaft und stellt Mesmers Konzept den Kollegen in der medizinischen Fakultät vor. Schließlich veröffentlicht er 1780 in Paris und ein Jahr später in Karlsruhe seine persönlichen Beobachtungen über den tierischen Animalismus. Es ist im Kern eine reine Aufzählung von Krankheitsfällen und entsprechenden Behandlungen Mesmers, die er minutiös referiert. Dabei kommt das ganze Spektrum möglicher Leiden zur Anschauung: Blindheit und Lähmung, Krebs und Fallsucht, Verstopfung und Durchfall, Gelbsucht und Taubheit. Mesmer behandelt sie rund um die Uhr: »Von Morgens um 6 Uhr bis in die Nacht wird sein Haus bestürmt, ist ein Schauplatz, wo die wunderlichsten Auftritte vorfallen. Der eine lacht, der andere weint, der dritte gähnt, der vierte schreyt. Vapeurs, Gichter, Rasen, Ohnmachten vereinigen sich wechselseitig die Scene vollkommen zu machen. Oft genug befiehlt Er niemand vorzulassen, und immer wird durch unzählbare Bitten dieser Befehl gebrochen.«

D'Eslon betrachtet sich als reinen Berichterstatter, nicht als Sachwalter und schon gar nicht als Verteidiger von Mesmers System. Er macht keinen Versuch, die physikalisch-physiologischen Hintergründe der magnetischen Kuren zu ergründen. Selbst den Vorwurf, dass es sich bei der Heilung nur um Einbildung handele, nimmt er willig auf und begegnet ihm mit dem schon von Osterwald bekannten pragmatischen Argument, was für einen unvergleichlichen Vorteil es doch darstelle, »die Einbildungskraft mächtig auf unsere Gesundheit wirken zu lassen«. D'Eslons Vorgehensweise hat den Vorteil, dass er sich aller Spekulationen enthält, sich strikt an die beobachtbaren Fakten hält und damit eine tragfähige empirische Basis für weitere Prüfungen und Überlegungen schafft.

Die Debatte, die nun einsetzt, übersteigt indes alle bisherigen Dimensionen. Das selbstherrliche Auftreten Mesmers brüskiert die eingesessene Ärzteschaft. Die medizinische Fakultät weist in ihrer Sitzung vom 18. September 1780 Mesmers Thesen zurück und schließt d'Eslon vorläufig aus ihren Reihen aus. Die Ärztekollegen wehren sich durch ganze Serien von Widerreden und Pamphleten in ihren Fachblättern, dem *Journal de Médecine* und der *Gazette de Santé*. Und auch die allgemeine Publizistik, allen voran das *Journal de Paris,* greift das Thema auf. Es ist eine wahre Schlacht der Wörter, die in aller Öffentlichkeit ausgetragen wird. Allein die Sammlung der Beiträge für und wider den Animalischen Magnetismus, die in Paris in der Hochzeit der Auseinandersetzungen bis etwa 1787 zusammengetragen wurde und sich heute in der Bibliothèque Nationale befindet, füllt 14 dicke Bände mit jeweils 1.000 Seiten.

Mesmer steht im Mittelpunkt der allgemeinen Aufmerksamkeit. Selbst der Hof beschäftigt sich mit dem Fall. Marie-Antoinette wird ersucht zu intervenieren. Als Mesmer droht, Frankreich im Frühjahr 1781 zu verlassen, um anderswo eine neue Klinik zu eröffnen, unterbreitet ihm die Regierung ein Angebot, das man eigentlich nicht ablehnen kann. Mesmer soll eine stattliche Leibrente von 20.000 Livres bekommen und noch einmal 10.000 Livres darauf, um eine Klinik und Lehranstalt einzurichten. Einzige Bedingung: Er müsse drei Schüler im Auftrag der Regierung ausbilden, die hernach den Nutzen seiner Erfindung bestätigen sollten. Anstatt die ausgestreckte Hand zu ergreifen, weist er sie brüsk zurück. Er will sich keiner anderen medizinischen Autorität unterwerfen, und er hat das Gefühl, gekauft werden zu sollen. Er bedeutet dem delegierten Staatsminister, das Angebot komme ihm vor, als wolle »es den Vortheil meines Beutels und nicht die Wichtigkeit meiner Erfindung, als die Haupt Sache« ansehen. Wenn ihm schon so viel Geld gegeben werden solle, müsse seine Erfindung doch als anerkannt betrachtet werden. Sie dann aber von Schülern prüfen lassen zu wollen, erscheine ihm im höchsten Maße widersinnig und sei ihm unbegreiflich. Er könne sich unmöglich mit der Regierung in irgendeinen Vertrag einlassen, »wenn nicht zuvor die Wirklichkeit meiner Erfindung ausdrücklich auf eine unverwerfliche Art anerkannt« würde. Er bedaure daher, ablehnen zu müssen. Mit unerhörter Chuzpe zeigt er sich allerdings bereit, die Pension anzunehmen und eine Klinik einzurichten, wenn ihm der König zusätzlich noch ein Landgut – »einen weitläufigen, sehr bequemen Platz« – zum vollständigen Eigentum überließe, damit er eine Musteranstalt zur Behandlung von Kranken und eine Lehrstätte für sein System einrichten könne, die dann zum Vorbild für ähnliche Einrichtungen im ganzen Land und auch außerhalb Frankreichs werden könne. Gewiss handle es sich bei dieser Forderung um eine beträchtliche Summe, allein er wisse auch, dass seine Erfindung »unschätzbar« sei.

Als Mesmer mit seiner Forderung nicht durchkommt, erdreistet er sich, die Königin direkt mit seinen Anliegen zu konfrontieren und sie dadurch zu desavouieren, dass er ihr einen offenen Brief übermittelt. Er schreibt am 29. März 1781:
»Madame!
Nothwendig mußt' ich das reinste Vergnügen fühlen, als ich hörte, daß Euer Majestät mich eines Ihrer Blicke würdigten, und gleichwohl liegt meine gegenwärtige Lage, wie ein Gebirg' auf meiner Seele. Schon hatte man Eurer Majestät meinen Entschluß, Frankreich zu

verlassen, als eine Verletzung der Menschlichkeit vorgestellt, weil ich die Kranken verlasse, welche meiner Hülfe nöthig hätten. Nun wird es, da ich doch unmöglich anders handeln könnte, gewiß heissen: Hier sehen Euer Majestät! wie D. Mesmer der Eigennutz treibt, das ihm, auf höchst' Dero Befehl, geschehene Anerbieten auszuschlagen.

Allein, Allergnädigste Königin! Weder Hartherzigkeit noch Geiz sind die Triebfedern meiner Handlungen. Kühn hoff' ichs, Euer Majestät werden mir erlauben, Ihnen die Proben davon vor Augen zu legen. Vor allen Dingen aber darf ich nicht vergessen, daß Sie mir Vorwürfe machen und meine erste Pflicht ist, den unterthänigsten Gehorsam auf alle Ihre Winke sprechen zu lassen.

In dieser Ansicht, einzig und allein aus unterthänigster Ehrfurcht gegen Euer Majestät, erbiet ich mich, meinen Aufenthalt in Frankreich bis auf den nächstkommenden 18ten September zu verlängern und bis dahin meine Sorgfalt bei denen von meinen Kranken fortzusetzen, welche mir ferner ihr Zutrauen schenken wollen.

Dies aber bitt' ich hierbey aufs dringendste: Euer Majestät möchten allergnädigst geruhen zu beobachten, daß dies mein Anerbieten nothwendig gegen alle erzwungene Erklärungen sicher gestellt werden muß. Ich habe die Gnade, es Euer Majestät vorzulegen. Allein ich suche nicht die mindeste Gnadenbezeugung, keinen Vortheil, keine andere Hoffnungen dadurch zu erhalten, als, unter dem Schutz Euer Königlichen Majestät, die verdiente Ruhe und Sicherheit zu genießen, welche ich in Ihren Staaten genoß, seit dem ich mich darinnen aufgehalten habe. Ja allergnädigste Königin! Nur nach dieser meiner Höchstdenselben gegebenen Erklärung: Daß ich alle Hoffnung aufgebe, jemals mit der französischen Regierung übereinzukommen: Wag' ich die Bitte: Nehmen Sie diesen Beweis meiner allerunterthänigsten, tiefsten, uneigennützigsten Ehrfurcht gnädig an!
Ich suche eine Regierung, welche die Nothwendigkeit einsieht: Eine Wahrheit nicht leichtsinnig in der Welt bekannt machen zu lassen,

die, durch ihren Einfluß auf das Physische des Menschen, Veränderungen zu wirken fähig ist; die, im Anfang, Klugheit und Macht in Schranken halten und in ihrem Lauf auf einen heilsamen Endzweck leiten müssen. Da nun die im Namen Euer Majestät mir vorgeschlagene Bedingungen diese Absicht nicht erfüllten, so erlaubte mir die Strenge meiner Grundsätze durchaus nicht, dieselbige anzunehmen.

In einer Sache, welche das wichtigste der Menschheit betrifft, verdient das Geld nur beyläufig, in Betracht gezogen zu werden. In den Augen Euer Majestät sind 400.000 oder 500.000 Livres mehr oder weniger, wenn sie gut angewendet werden, nichts – das Glück Ihrer Unterthanen – alles. Meine Erfindung soll angenommen, und ich der Größe des Monarchen, an den ich mich wandte, angemessen belohnet werden. Nichts sichert mich in dieser Hinsicht vollkommener gegen alle falsche Erklärungen meines Betragens, als daß ich, seit dem ich mich in Ihren Staaten aufhielte, keinen einzigen von Ihren Unterthanen gepackt [belastet] habe. Seit drey Jahren erhielt ich täglich Anerbieten von Geldern. Kaum hatt' ich Zeit sie zu lesen, ja ich kann sagen: Ich verbrannte, ohne sie zu berechnen, beträchtliche Summen.

Immer war mein Betragen in den Staaten Euer Majestät das nämliche. Gewiß weder Geld noch eitle Ruhmsucht bewegten mich, mich dem Spott auszusetzen, womit mich Ihre Akademie der Wissenschaften, die Königlich medizinische Gesellschaft und die Pariser medizinische Fakultät der Reihe nach zu beehren suchten. Und da ichs doch that, so geschah' es gewiß nur deswegen, weil ichs für meine Pflicht hielte. Von allen dreyen abgewiesen, glaubt ich nun auf dem Punkt zu sein, daß mich die Regierung, mit ihren eigenen Augen sehen müßte. Ich wurde in meiner Erwartung getäuschet und entschloß mich, das anderswo zu suchen, was ich hier vernünftiger Weise nicht mehr hoffen konnte. Schon hatt' ich die Anstalten zu meiner Abreise aus Frankreich auf den nächsten April-Monat getroffen. Und nun hieß es D. Mesmer handelt hart – unmenschlich – und gleichwohl war ich dazu gezwungen worden.

In der Waagschale der Menschlichkeit wägen 20 bis 25 Kranke, sie seyen auch wer sie wollen, das ganze Menschen Geschlecht gewiß nicht auf. Und kann ich nicht (um diesen Grundsatz auf eine Person, welche Euer Majestät Ihrer besonderen Gnaden würdigen, anzuwenden) mit Recht behaupten: Wenn ich der Herzogin von Chaulnes den Vorzug vor allen Menschen zusammen genommen gäbe, so wäre es im Grund eben so schlecht von mir gehandelt, als wenn ich meine Erfindung bloß nach meinem persönlichen Vortheil schätzen wollte?

Ich fand mich schon einmal genöthigt, Kranke zu verlassen, die ich nicht wenig liebte, die mich äussert nöthig hatten – damals als ich die Vaterstadt von Euer Majestät – auch mein Vaterland verließ. Warum machte man mir damals nicht den nämlichen Vorwurf? – Weil er in der That sehr überflüssig gewesen wäre, weil man es durch die schlechteste Intrigen so weit gebracht hatte, daß Ihre durchlauchtigste Frau Mutter und Herr Bruder gar nicht mehr an mich dachten.

Euer Majestät sehen selbst ein, daß ein Mann, der, wie ich, beständig das Urtheil ganzer Nationen und der Nachwelt vor Augen hat, der sich beständig in die Lage setzt, beyden Rechenschaft von seinen Handlungen zu geben, auch, wie ichs that, zwar Ohne Stolz, aber muthig, dergleichen Unglücksfälle, so hart sie auch sind, ertragen wird. Denn er ist überzeugt, daß, wenn in vielen Fällen Könige das Urtheil ganzer Nationen lenken, es doch noch eine weitgrößere Anzahl von Fällen gibt, wo das Urtheil des Publicums das Urtheil der Könige, unwiderstehlich, überwiegt. Wirklich will man mich, und dies im Namen Euer Majestät versichern: Daß Ihr Durchlauchtigster Herr Bruder mich äussert geringe schätze. Ich muß mirs gefallen lassen. Allein, Er läßt mir gewiß, wenn die Stimme des Publicums einmal entschieden hat, Gerechtigkeit widerfahren. Geschiehts nicht in meinem Leben, so wird Er doch meine Asche seiner Reue würdigen.

Natürlicher Weise muß es Euer Majestät sonderbar vorkommen, daß ich gerade den 18. September zum Tag meiner Abreise festsetzte. Erinnern Sie sich aber allergnädigst: Daß es am nämlichen Tag, im abgewichenen Jahre, wahrlich nicht an Frankreichs Ärzten lag, daß nicht einer aus ihrem Mittel, dem ich alles in Frankreich zu danken habe, wegen mir aller Ehren entsetzt wurde. An diesem Tag hielt die Pariser medicinische Fakultät ihre Sitzung, worinnen meine Vorschläge verworfen wurden und was für Vorschläge –? Euer Majestät kennen sie selbst. Immer glaubt' ich, Allergnädigste Königin! und noch leb' ich in der gewissen Hoffnung – nach einem für die Ärzte Ihrer Hauptstadt Paris so schimpflichen Vorfall, mußte eine jede aufgeklärte Person, auf meine Erfindung aufmerksam werden, könnt' es ihr am Schutz eines jeden großen fast unmöglich fehlen.

Ich mag mich hierinnen irren oder nicht – so ists doch auf den nächsten 18ten Sept. ein Jahr, seitdem ich meine einige Hoffnung, auf die unermüdete, väterliche Sorgfalt der Regierung setzte. Und wenn dann auch dieser Zeitpunkt vorbey ist, so hoff' ich, daß Euer Majestät gnädigst geruhen werden, meine Aufopferungen für groß genug zu halten, zu glauben: Daß ich weder aus Unbeständigkeit, noch aus Laune, noch aus Hartherzigkeit, noch aus Prahlerey, einen festen Tag bestimmt habe. Ja, ich bin kühn genug mir zu schmeicheln, daß Ihr Königlicher Schutz mich in die Gegenden begleiten werden, wohin mich mein Schicksal weit von Ihnen führen wird, daß Sie, als eine würdige Beschützerin der Wahrheit, die Gnade für mich haben werden, da Sie so ausnehmend viel bei Ihrem Bruder und Königlichen Gemahl vermögen, mir Ihr gnädiges Wohlwollen zu verschaffen. Ich ersterbe, in der tiefsten Ehrfurcht, Euer Königliche Majestät unterthänigst gehorsamster Diener Mesmer.«

Welcher Teufel hatte Mesmer nur geritten, einen solchen Brief zu verfassen? Das Schreiben selbst war schon die reinste Impertinenz, ihn auch noch zu veröffentlichen grenzte an Majestätsbeleidigung. Was gedachte er, damit erreichen zu können? Glaubte er, der Königin und dem König ein Ultimatum setzen zu können? Entweder man gewährt ihm die Anerkennung bis zum 18. September oder Frankreich wird seines medizinischen Geheimnisses und aller Heilsmacht auf ewig verlustig gehen? Wollte er an die Landsmännin appellieren, sich mit ihr gleich machen? Man spürt in jeder Zeile dieses Briefes Mesmers Verletztheit, seinen Rechtfertigungsdrang und sein Sendungsbewusstsein. Es gehört zeitlebens zu den Obsessionen Mesmers, sein Denken und Handeln immer wieder, in aller Ausführlichkeit und oftmals mit den ewiggleichen Worten, darlegen zu müssen. Er macht dabei auch vor Kathedern und Thronen nicht Halt. Sein Selbstbewusstsein und seine innere Gewissheit, im Besitz einer untrüglichen Wahrheit zum Wohle der ganzen Menschheit zu sein, sind so immens, dass er immer wieder alle Regeln des Anstands und der Höflichkeit verletzt. Es stand ihm als einfachem Arzt, er mochte noch so gut empfohlen sein, nicht an, in dieser Weise mit der Königin zu korrespondieren. Es verstieß gegen alle Regeln des Respekts und des höfischen Zeremoniells, die Königin und, schlimmer noch, gar den König belehren zu wollen, wie er seine Urteile zu fällen habe. Es ist bezeichnend für die Egozentrik Mesmers und seine ungeheure Fixierung auf die Genugtuung der öffentlichen Anerkennung, wie er das Datum des 18. Septembers zum Tag der Entscheidung stilisiert. Die Schmach seiner Zurückweisung konnte aus seiner Warte nur dadurch aufgehoben werden, dass sie binnen eines Jahres widerrufen und er endlich in den Stand des Wohltäters der Menschheit gesetzt wird.

Dies findet nicht statt, und es wird in seinem ganzen Leben nicht stattfinden. Mesmer verlässt Paris, er kehrt aber wieder zurück, wird weiter praktizieren, weiter kämpfen und wieder verlieren.

15
DAS URTEIL VON PARIS

Die Unverfrorenheit von Mesmers Brief hatte zunächst keine weiteren Konsequenzen. Zwar machte er seine Drohung wahr und verließ Frankreich 1781, um den Sommer im Kurbad Spa in den Ardennen zu verbringen und sich dort am Aufbau einer neuen Klinik zu versuchen. Er kehrte aber schon bald wieder nach Paris zurück, alarmiert von der Nachricht, sein Freund und Schüler d'Eslon hätte nun selbst eine magnetische Praxis errichtet und sei dabei, ihm seine Erfindung zu rauben. Tatsächlich kam es zu einem Zerwürfnis der beiden, die zuvor so einträchtig wie einsam für die animalische Sache gestritten hatten. Wie es sich erweisen sollte, gab der Markt der Magnetisierungsbedürftigen und -willigen in Paris genug Patienten für beide her, ja, es zeigte sich, dass es Zeit war, die Idee einer Lehranstalt für die Ausbildung und Verbreitung des neuen Heilkonzepts in Angriff zu nehmen.

Der Magnetismus oder Mesmerismus, wie er nun genannt wurde, nahm in der Folgezeit solche Ausmaße an, dass sich die französische Regierung genötigt sah, nun doch endlich einmal die sachliche Substanz dieser um sich greifenden Bewegung wissenschaftlich näher untersuchen zu lassen. Den Anstoß dazu gaben freilich weniger akademische Erkenntnisinteressen als moralische und politische Bedenken, welche die Frage nach der Aufrechterhaltung der öffentlichen Ordnung nach sich zogen. Wie der damalige Lieutenantgénéral der Pariser Polizei, Jean-Pierre Lenoir, in seinen handschriftlichen Erinnerungen festhielt, »wurde die Polizei durch anonyme Briefe gewarnt, daß in den Versammlungen der Mesmeristen aufrührerische Reden gegen die Religion und die Regierung gehalten würden. Auf die Anzeige durch die Polizei schlug einer der Minister des Königs vor, Mesmer als Ausländer des Königreichs zu verweisen (…) Andere

Minister vertraten die besser aufgenommene Meinung, es sei Aufgabe des Parlaments, alle rechtswidrigen, unsittlichen und irreligiösen Sekten und Versammlungen zu verfolgen. Ich wurde angewiesen, den General-Staatsanwalt zu benachrichtigen. Dieser Beamte antwortete mir, falls er Klage gegen die mesmeristischen Versammlungen in der Grande Chambre erheben würde, diese an die Chambres Assemblées verwiesen würde, wo es Anhänger und Gönner des Mesmerismus gäbe. Deshalb kam keine Strafverfolgung zustande.«

Eine Strafverfolgung oder gar Ausweisung Mesmers fand nicht statt. Die Dinge einfach so weiterlaufen zu lassen, kam aber auch nicht in Frage. Also berief Ludwig XVI., von Gottes Gnaden König von Frankreich und Navarra, am 12. März 1784 eine Kommission zur Untersuchung des tierischen Animalismus. Genau genommen waren es zwei, da sich für den Fall nicht nur die medizinische Fakultät, sondern auch die Akademie der Wissenschaften zuständig fühlte. Und dann war da sogar noch eine dritte Gruppe, die jüngst gegründete Königliche Medizinische Gesellschaft, die mit der Fakultät in einem Konkurrenzverhältnis stand, sich mit ihr und der Akademie zugleich personell überschnitt. Alle Kommissionen waren glanzvoll besetzt, die Mediziner unter anderen mit Joseph-Ignace Guillotin, dem unglücklichen Namensgeber jener Hinrichtungsmaschine, welche die Humanisierung des Strafvollzugs zum Ziel hatte, dann aber im Terror der Revolution durch ihre kalte Geschäftigkeit und blanke Effizienz erschreckte – ein trauriges Fallbeispiel instrumenteller Vernunft, die in grausame Barbarei umschlug. Noch brillanter zeigte sich die Fünfergruppe der Akademiker. Ihren Vorsitz übernahm Benjamin Franklin, der die Vereinigten Staaten seit 1776 in Paris vertrat und als Forscher, Gelehrter, Schriftsteller und Staatsmann über ein ungeheures Ansehen verfügte. Mesmer verdankte Franklin nicht nur sein bevorzugtes Musikinstrument, die Glasharmonika, und manche Erkenntnis zur Elektrizität, er hatte ihm 1781 sogleich nach Erscheinen auch 13 Exemplare seiner *Kurzen Geschichte des tierischen Magnetismus* zukommen lassen, jeweils sechs davon mit der Bitte, sie an die Philosophische Gesellschaft in Philadelphia sowie an die Akademie der Wissenschaften in Massachusetts zu senden und eines für den persönlichen Gebrauch. Er durfte also auf einen Gleichklang der Gefühle und Interessen hoffen und sich von der Beteiligung des Amerikaners einiges an Verständnis, ja Einsicht erwarten. Zu den weiteren führenden Köpfen der Kommission gehörte schließlich der Astronom Jean-Sylvain Bailly, der durch die Berechnung der Umlaufbahn des Halleyschen Kometen bekannt geworden war, und der Chemiker Antoine Laurent de Lavoisier. Er hatte gerade den Sauerstoff entdeckt und konzipierte für die Kommission der Akademie das Versuchsprogramm.

Die beiden Kommissionen machten sich getrennt voneinander an die Arbeit. Ihr Auftrag bestand darin, zwei elementare Fragen zu beantworten: Gibt es dieses ominöse animalische Fluidum, jenes gewichtlose kosmische Agens, das Mesmer ins Zentrum seiner Theorie gerückt hatte, überhaupt? Und wenn ja, hat es einen therapeutischen Wert, kann es in der medizinischen Behandlung wirkungsvoll eingesetzt werden? Kerngegenstand der Untersuchung waren also nicht die Phänome mesmeristischer Heilerfolge und das daraus sich ergebende Problem, wie sie erklärt und nützlich gemacht werden können, sondern umgekehrt die Prüfung der Behauptung jener geheimnisvollen Beziehung zwischen den kosmischen und irdischen Körpern, die den Ausgangs- und Endpunkt von Mesmers Überlegungen darstellte.

Grundlage der Versuche und Bewertungen waren auch nicht Mesmers eigene Behandlungen. Solche Überprüfungen hatte sich deren Erfinder angesichts der Evidenz seines Systems immer verboten. Die Kommission musste sich stattdessen an Charles d'Eslon halten, der sich weitaus kooperativer zeigte. D'Eslon begab sich ohne Scheu auch

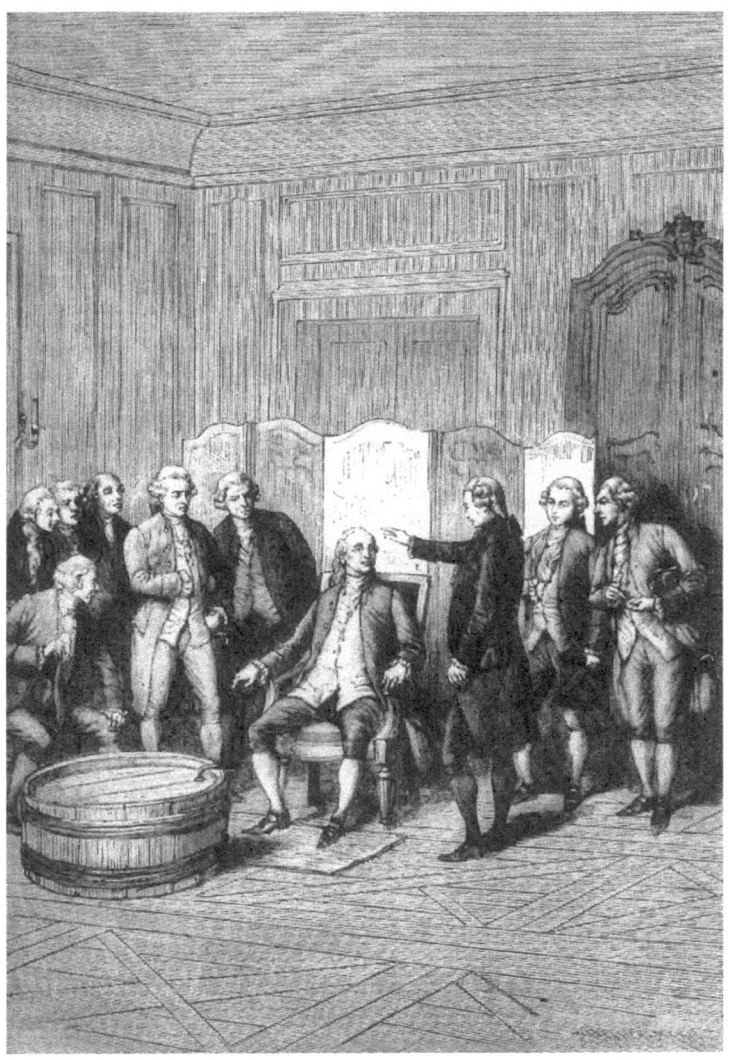

Benjamin Franklin in einer magnetischen Kur durch Charles d'Eslon in die Privatresidenz Benjamin Franklins nach Passy, um ihm vor Ort die Methode der magnetischen Kur zu demonstrieren.

Die Kommission untersuchte, wie Gereon Wolters minutiös dargelegt hat, in einer Reihe von Experimenten insgesamt 15 Fälle der Behandlung mittels des Animalischen Magnetismus. Die erste Frage dabei war, ob überhaupt eine Wirkung aufgrund der magnetischen Intervention festzustellen war. Dem Gutachten zufolge war dies nur bei fünf Probanden, die meisten davon Frauen, der Fall. Nur sie verfügten über die magnetische Sensibilität, die Mesmer ja durchaus als Moment seiner Theorie gefordert hatte. Die Frage, die sich anschloss, aber lautete, wodurch die Wirkungen, die sich in der gewohnten Form von heftigem Schütteln oder spontanen Körperausscheidungen äußerten, zustande kamen. Der Kommission fiel auf, dass derartige Reaktionen nur eintraten, wenn die Patienten wussten, dass sie magnetisiert wurden. Unternahm man den Gegenversuch, ließ man also die Probanden im Unklaren, was mit ihnen geschah oder geschehen sollte, dann zeigten die Patienten auch nicht die vorhergesagten Wirkungen. Die Kommission, die bei ihren Experimenten äußert umsichtig vorging, musste zu dem Schluss kommen, dass das Kausalgesetz, wonach gleiche Ursachen gleiche Wirkungen hervorrufen, nicht eingehalten war. Das einzige, was die sensibilisierten Patienten verband, war ihr Wissen von der Art der Behandlung. Also musste man davon ausgehen, dass es sich um reine Einbildung handelte. Soweit waren auch schon frühere Kritiker gekommen und hatten dabei sogar etwas Gutes gefunden. Mag es auch Einbildung sein, so kommt es doch darauf an, dass sie hilft.

Die Kommission der Akademie ging aber noch zwei Schritte weiter. Sie betrachtete die Theorie daraufhin, was ihr als Tatsache und was ihr nur als Hypothese zugrunde lag. An dieser Unterscheidung hatte sich Mesmer immer schwergetan, hatte, wie man an seinen 27 Merksätzen sehen kann. Er hatte physikalische Tatsachen und persönliche Mutmaßungen, empirische Wahrnehmungen und gewagte Spekulationen immer bunt zusammengewürfelt und so einen intellektuell schwer verdaulichen Synkretismus geschaffen. Die Kommission ließ ihm das nun nicht mehr durchgehen. Sie erklärte Mesmers Fluidum zu einer durch nichts bewiesenen und belegten Hypothese, die überdies für die Erklärung des beobachteten Geschehens überhaupt nicht erforderlich sei. Darüber hinaus erinnerte sie Mesmer an das Empiriegesetz, wonach seine theoretischen Überlegungen in empirischen Experimenten zu überprüfen seien. Nur weil im Zuge der angeblichen Magnetisierung Heilwirkungen aufträten, hieße das noch lange nicht, dass sie wegen der Magnetisierung auftraten. Sie könnten auch ganz andere Ursachen haben, nicht nur die bereits angeführte Einbildungskraft, möglicherweise auch selbstheilende Kräfte der Natur. Oder sie rührten, zumindest teilweise, von den physiotherapeutischen Interventionen, vom Bestreichen, Drücken und Reiben bestimmter Körperpartien her, die sich als konstitutive Elemente der mesmeristischen Behandlung gezeigt hatten.

Die Kommission bestritt keineswegs, dass im Zuge einer magnetischen Kur außergewöhnliche Phänomene zutage traten. Nichts sei verwunderlicher, »als solchem Beispiel beizuwohnen, von welchem man sich keinen Begriff machen könne, wenn man es nicht selbst gesehen« hätte. »Alle sind der Macht des Magnetiseurs so sehr unterworfen, daß sie durch einen Laut, einen Blick, ein Zeichen von ihm, aus ihrer anscheinenden Betäubung (einer Art von Schlafsucht) sofort zurückzubringen sind.« Die Kommission unterstrich sogar, dass diese Phänomene Ausgangspunkt für eine neue Wissenschaft seien – »die Wissenschaft von dem Einflusse des Moralischen auf das Physische«. Damit wies die Kommission durchaus hellsichtig den Weg zu einem gänzlich neuen, nämlich psychodynamischen Verständnis der mesmeristischen Vorgänge. Die beiden Fragen, die ihr im aktuell zu verhandelnden Fall vorgelegt worden waren, beantwortete die Kommission indes ohne Umschweife und in aller Klarheit. Erstens habe sie keine Beweise für die Existenz eines magnetischen Fluidums finden können, und zweitens, »daß dieses Fluid, da es nicht existiert, auch folglich ohne Nutzen ist«. Damit war die Sache für sie erledigt.

Das Urteil der Kommission war eindeutig, und es hatte Konsequenzen, die ihr Sprecher Bailly bei der Präsentation des Gutachtens vor der Akademie klar formulierte: »Wenn (…) ein solcher Irrthum [wie der Mesmerismus] aus dem Gebiethe der Wissenschaften herauskommt, und unter dem gemeinen Haufen sich verbreitet, um die Gesinnungen zu theilen, und aufrührerisch zu machen, wenn er Kranken ein betrügerisches Heilmittel darbietet, und sie abhält, andere Mittel zu suchen (…), so findet eine gute Regierung ihren Nutzen darinn, ihn auszurotten. Was für einen herrlichen Gebrauch macht man nicht von seinem Ansehen, wenn man es nützt, um Licht zu verbreiten! Die Bevollmächtigten haben sich eifrigst bemüht die Absichten der Verwaltung zu erfüllen und ihrer Wahl Ehre zu machen.«

Wo viel Licht ist, ist auch Schatten. Nicht nur, dass die Kommission ihre wissenschaftliche Unabhängigkeit selbst in Zweifel zieht, wenn sie eifrig erklärt, die Absichten ihres Auftraggebers zu erfüllen, die ja weniger in der Erkundung der Wahrheit, als in der Bewahrung der öffentlichen Ordnung vor den potenziellen mesmeristischen Unruhestiftern bestand. Auch erwähnt weder Bailly noch der offizielle Untersuchungsbericht, dass es, entgegen der prätendierten Einhelligkeit, auch ein Minderheitsvotum gab. Der Botaniker und Arzt Antoine-Laurent de Jussieu, Mitglied der medizinischen Kommission, hatte sich keineswegs dem Gesamturteil angeschlossen. Er vertrat die Ansicht, dass die von der Kommission vorgenommenen Untersuchungen und Experimente für eine Verurteilung nicht hinreichend seien. Auch er erkannte die Mängel in Mesmers Theorie, wollte damit aber nicht gleich den ganzen Ansatz verworfen sehen, sondern forderte eine bessere Theorie und legte seine Überlegungen dazu in einem eigenen Bericht dar.

Ganz im Dunkeln schließlich bewegte sich ein ergänzender Geheimbericht für den König. In ihm wurde auf die moralischen Gefahren hingewiesen, die sich aus der eigentümlichen Art der Behandlung, des behutsamen Bestreichens des Körpers, und der daraus resultierenden erotischen Beziehung der männlichen Magnetiseure zu den magnetisierten Patientinnen ergab. Die ihrer Sinne beraubte, dem wollüstigen Blick des Behandlers hilflos ausgelieferte Frau war zu diesem Zeitpunkt bereits ein Stereotyp der Karikaturisten geworden.

Die Sache war daher klar: Die Ausübung der Heilkunst in Form des tierischen Magnetismus musste verboten werden! Der Bericht der Kommission wurde in der immensen Auflage von mindestens 12.000 Exemplaren, Raubdrucke nicht mitgerechnet, von der Regierung unter das Volk gebracht, und das Staatsministerium erließ eine entsprechende Verordnung. Sie betraf allerdings nur Charles d'Eslon, nicht aber Mesmer. Da sein persönliches Vorgehen von der Kommission nicht untersucht worden war, gelang es ihm mit Hilfe seines Sekundanten und gewieften Rechtsanwaltes Nicolas Bergasse, für sich das Verbot vom höchsten Gericht, dem Pariser Parlament, aus formalen Gründen aufheben zu lassen. Er konnte also weitermachen. Der Mesmerismus, den er initiiert hatte, gewann weitere Dynamik. Er entfernte sich jedoch von ihrem Begründer, erfand neue Formen der Behandlung und machte sich von Paris auf in die Provinz und nach Übersee.

16
IRDISCHE (DIS)HARMONIE

Mesmer hatte es sich seit seinem Weggang aus Wien immer gewünscht, eine Regierung würde sein Heilkonzept anerkennen, ihm offiziell den aus seiner Sicht unbedingt erforderlichen Schutz gewähren, um dann in aller Ruhe praktizieren und seine Lehre mit der notwendigen Sorgfalt weitergeben zu können. Welche Regierung das sein könnte und in welchem Land dies stattfinden sollte, war für ihn zweitrangig. Seine *Kurze Geschichte des tierischen Magnetismus* schickte er deshalb, vorsichtshalber in jeweils sechs Exemplaren, an alle wissenschaftlichen Akademien und medizinischen Gesellschaften in ganz Europa – nach Russland, Dänemark und Schweden, Preußen, Polen und Holland, Spanien, Portugal und Italien, England, Schottland und Irland – und auch nach Amerika. Für die diversen Adressaten in Frankreich sah er allein 83 Exemplare und für die deutschsprachigen Länder außerhalb Preußens 56 Exemplare vor. Insgesamt überzog er die akademische Welt mit über 300 Freiexemplaren seiner Geschichte.

Von nirgendwo erhielt er eine Antwort, niemand lud ihn zur persönlichen Vorstellung seiner Ideen ein. Anders die Reaktion beim breiten Publikum, insbesondere im Kreis der gehobenen Stände. Hier fand er zahlreiche Anhänger und begierige Adepten. Also änderte Mesmer seine Strategie. Statt sich auf eine unwillige Regierung zu stützen, gründete er, zusammen mit zwei Compagnons, dem Rechtsanwalt Nicolas Bergasse und dem elsässischen Kaufmann Guillaume Kornmann, dessen Sohn er von einem Augenleiden befreit hatte, eine Gesellschaft zur Verbreitung der Lehre des Animalischen Magnetismus – die *Société de l'Harmonie*.

Der Gedanke der Harmonie, der ausgeglichenen Balance der körpereigenen Säfte, war die Grundidee der Medizin im Gewand der

Humoralpathologie. Er war als sinnlich erfahrbare Mischung aus Licht, Klang und Duft ein wesentliches Moment magnetischer Seancen. Und er sollte sich, das war sein revolutionäres Potenzial, auf Dauer auch in der politischen Organisation einer freien, gleichen und brüderlichen Gesellschaft niederschlagen. Dieser Aspekt ließ eine ganze Reihe von Mesmeristen später zu Anhängern der Revolution werden. Auch Mesmer sympathisierte anfänglich mit deren Ideen, zog sich im Zuge ihrer Radikalisierung jedoch schnell wieder zurück und rettete damit zweifellos sein Leben.

Vorerst stand das revolutionäre Kriterium der gleichen und gerechten Gesellschaft freilich hintan; vorerst ging es darum, das Projekt einer Lehranstalt zu konzipieren und zu finanzieren. Hier war Exklusivität, nicht Egalität, der erfolgversprechende Weg. Einhundert wissensbegierige und kapitalkräftige Anhänger sollten eingeladen werden, für jeweils 100 Louisdor oder 2400 Livres einen Anteil an der Gesellschaft zu erwerben, um dann im kleinen Kreis in die Geheimnisse des Magnetismus eingeführt zu werden. Der Plan ging auf. Schon in den ersten Tagen nach der Gründung der Gesellschaft im März 1783 zeichneten sich zwanzig angehende Schüler ein, bis Ende des Jahres waren es 48, darunter 18 adlige Mitglieder der angesehensten Familien Frankreichs wie die drei Brüder Chastenet de Puységur, der im amerikanischen Unabhängigkeitskrieg auf Seiten der Kolonisten engagierte und berühmt gewordene General Lafayette, der Baron de Montesquieu und der Duc de Noailles, dazuhin eine stattliche Zahl von Rechtsanwälten, Geistlichen und Medizinern. Bergasse und Kornmann waren selbstverständlich auch dabei.

Mesmer war der Inspirator, der Chefideologe, der Patron und der Zuchtmeister der Gesellschaft. Er erhielt den Vorsitz der Gesellschaft in allen Versammlungen und Ausschüssen, er gab die Eckpunkte ihrer Ausrichtung in Theorie und Praxis vor.

Mit den Gesellschaftern wurde ein individueller Vertrag geschlossen, der ihnen verbot, selbst Schüler auszubilden oder mit irgendeinem Fürsten, einer Regierung oder einer Kommune eine Vereinbarung über jeglichen Gegenstand, der den Animalischen Magnetismus berührte, zu treffen. Es wurde ihnen darin auch untersagt, eine öffentliche Behandlung oder eine Gruppentherapie vorzunehmen. Gestattet werden sollte ihnen nur die individuelle Behandlung einzelner Patienten. Auch mussten sie versprechen, nirgendwo, wo immer in der Welt sie auch leben mochten, ein ähnliches Etablissement ohne ausdrückliche Autorisation Mesmers zu errichten. Und damit der Vertrag auch in seiner ganzen Ernsthaftigkeit begriffen wurde, mussten die Gesellschafter ihn mit einem »heiligen Ehrenwort« beschwören. Die Harmoniegesellschaft fand ihren Sitz im Hôtel de Coigny in der Rue Coq-Héron und somit in unmittelbarer Nachbarschaft des Hauses, wo Mesmer seit 1778 die Ströme von behandlungsbedürftigen und -willigen Patienten zu beherrschen versucht hatte.

Der Pariser Korrespondent Melchior Grimm kann es im April 1784 kaum fassen, dass das Konzept der Harmoniegesellschaft funktionierte – dass sich mehr als hundert Leute jeder Gesellschaftsschicht zusammengetan haben, »Herrn Mesmer sein Geheimnis und die Handhabung (…) abzukaufen«, dass zwölf Unterweisungen hinreichen sollten, um »in die neuen Geheimnisse eingeweiht zu sein« und dass die ganze Theorie auf einer kleinen Zahl von »metaphysischen Leitsätzen« beruhte, die in »ihrer Wirrheit (…) den alten Hirngespinsten der kabbalistischen Lehre« ähnelten.

Die Harmoniegesellschaft funktionierte aber durchaus. Gerade ihre Exklusivität machte sie hochattraktiv. Neuaufnahmen konnten nur mit Billigung der bereits Beteiligten erfolgen. Das Konzept war als zivilgesellschaftliche Bewegung wie als wirtschaftliche Unternehmung ungemein erfolgreich. Es wurde deshalb rasch in andere

Städte exportiert. Erste Filialen entstanden in Lyon, woher Bergasse stammte, in Bordeaux und bald auch in Straßburg. 1786 wurden allein in Frankreich bereits 29 Harmoniegesellschaften gezählt, dazu kamen Zweigstellen auf Malta und auf der Karibikinsel Saint Domingue.

Bei aller angestrebten und prätendierten Harmonie ging es jedoch nicht ohne Konflikte ab. Mesmer selbst war die wesentliche Ursache dafür. Seine unbedingte und durch nichts zu erschütternde Überzeugung, im Besitz einer neuen, in ihrer Bedeutsamkeit unermesslichen Wahrheit zu sein, seine Attitüde des Gralshüters, seine Verbissenheit in der Bewahrung der *reinen* Lehre, seine damit verbundene eigene Unbelehrbarkeit, all dies konnte die Zusammenarbeit mit ihm zu einer Tortur werden lassen. D'Eslon hatte die Empfindlichkeit des Meisters bereits hinreichend kennengelernt, er trennte sich Anfang 1784 endgültig von Mesmer. Bergasse machte die Erfahrung in seinem Bemühen, die Gesellschaft erfolgreich zu organisieren. Ihn traf der Bannstrahl, als er seine eigene Philosophie über den Magnetismus entwickelte und sich sogar unterstand, sie auch zu veröffentlichen. Nur der Marquis de Puységur, Mesmers wichtigster Schüler, hatte die Auseinandersetzung noch vor sich.

Dabei war Mesmers Lehre weder in ihrer Herleitung noch in ihrer Ausübung so präzise und bestimmt, wie er gerne vorgab. Zum einen traute er prinzipiell jedem, wenn auch in unterschiedlichem Maße, zu, magnetische Kräfte zu entfalten, zum anderen bestand sein Heilverfahren aus ganz verschiedenen Komponenten, deren Einsatz weder einheitlich war noch einer klaren Systematik folgte. Ein Baquet etwa konnte unterschiedliche Dinge enthalten – mit Wasser gefüllte Flaschen, Eisenobjekte oder auch organisches Material. Da grundsätzlich alle lebendigen wie leblosen Körper von ihm als magnetisierbar erklärt wurden, kam es darauf nicht an. Wichtig waren nur die Menge des im Baquet konzentrierten Fluidums und seine Weiterleitung an die Patienten. Wie das Fluidum indes in den Bottich kam, war nie so richtig zu erfahren.

Mesmer hatte sich immer dagegen gewehrt, sein Geheimnis auf offenem Markt zu verhandeln. Die gesammelten Erfahrungen mit seinen Kollegen hatten ihn vorsichtig werden lassen. Ohne ein Grundvertrauen in seine Kunst und einen Vorschuss an Hingabe, was durchaus auch pekuniär zu verstehen war, ließ sich ein produktiver Austausch nicht bewerkstelligen. Nun aber waren die Voraussetzungen für eine Weitergabe der Lehre geschaffen, nun hatte er zu liefern.

Und Mesmer liefert. Er formuliert 344 Lehrsätze, welche die früheren 27 Merksätze auf ein breiteres Fundament und in einen weiteren Kontext stellen sollten. Sie waren nicht für die Öffentlichkeit bestimmt. Die Mitglieder der Gesellschaft hatten sich in ihrem Vertrag persönlich verpflichten müssen, nichts von dem, was sie erfahren sollten, »weder direkt noch indirekt, an wen es auch sei, nicht als Ganzes, noch in Teilen (…), aus welchen Überlegungen auch immer«, ohne schriftliches Einverständnis weiterzugeben. Ein Schüler zumindest hat sich nicht daran gehalten. Deshalb erschienen die *Aphorismen des M. Mesmer,* wie die Lehrsätze fortan betitelt wurden, schon 1784 im Druck. Deren Herausgeber Caullet de Veaumorel, Leibarzt des Bruders des französischen Königs und erklärter Sympathisant der Bewegung, hatte nicht selbst an der Versammlung teilgenommen, in der die Sätze vorgestellt und heimlich notiert wurden, er hatte sie aber offenbar aus erster Hand empfangen. Mesmer wehrte sich zwar im *Journal de Paris* vom 6. Januar 1785 gegen Vertrauensbruch wie Veröffentlichung, erklärte die Sätze auch für entstellt – nun waren sie aber in der Welt und wurden reichlich nachgefragt, so dass kurz nacheinander 15 weitere Auflagen nötig wurden und alsbald auch in Straßburg eine deutsche Übersetzung erschien.

Die 344 Lehrsätze gehen weit über das hinaus, was Mesmer bis dahin dargelegt hatte. Herausgefordert durch die Aufgabe, hochgestellte Persönlichkeiten und angesehene Mitbürger in sein Heilkonzept einzuführen, war er gezwungen, es auch für sich selbst in ein vernünftiges System zu bringen. Die Eckpunkte blieben zwar die gleichen wie bisher, doch die Lücken dazwischen wurden kleiner, die Anschlüsse besser nachvollziehbar. Und erstmals wird sein praktisches Vorgehen, etwa beim Bestreichen der Körper der Patienten, näher beschrieben. Mit dieser Ausarbeitung hatte Mesmer im Grunde den Stand der Überlegungen erreicht, die er 30 Jahre später in Form einer losen Sammlung von Manuskripten seinem letzten Schüler Karl Christian Wolfart übergeben wird, und die als sein theoretisches Vermächtnis gelten können.

Der ungeheure Erfolg der Harmoniegesellschaft brachte zugleich gehörige Probleme. Nicht nur, dass sie nach dem Verdikt der königlichen Kommissionen unter verstärkter Beobachtung stand und sich einer öffentlichen Presse- und Bilderschlacht erwehren musste, die sich nicht zuletzt in einer stattlichen Zahl von durchaus treffsicheren Karikaturen artikulierte. Auch die Geldströme, die sich in das Hauptquartier der Gesellschaft ergossen, wurden zum Anlass für Kontroversen. Immerhin hatten sich die Gesellschafter mit erklecklichen Summen in die Unternehmung eingekauft. Nun wollten sie auch wissen, was mit den erzielten Einnahmen geschehen war. So ganz aufklären ließ sich die Sache nicht, so dass an Mesmer der Ruch der Geldgier und der Verschwendung hängen blieb.

Der Druck der äußeren Kämpfe und die inneren Auseinandersetzungen scheinen zudem Einfluss auf seine heilsamen Kräfte genommen zu haben. Zumindest musste er das befürchten, nachdem ihm Magnetsierungen mehrfach misslungen waren. Das war, von seinem theoretischen Standpunkt aus betrachtet, immer möglich. Wenn es aber bei herausgestellten Persönlichkeiten geschah, wurde es zu einer äußerst peinlichen Angelegenheit und bedeutete einen massiven Rückschlag für die Verbreitung und allgemeine Anerkennung des Systems. In einem Fall betraf es den hugenottischen Gelehrten Antoine Court de Gébelin, in einem anderen den Bruder Friedrichs des Großen.

Court de Gébelin war in Genf geboren und zum protestantischen Pastor erwählt worden. Als er nach Paris kam, interessierten ihn aber weniger seine versprengten hugenottischen Schäfchen als allerlei esoterische Geschichten, unter anderem die Herkunft und Bedeutung des Tarot. Seit 1771 Mitglied der Freimaurerloge *Les amis réunis,* veröffentlichte er ab 1773 neun Bände des auf insgesamt 30 Bände angelegten Monumentalwerks *Monde primitif, analysé et comparé avec le monde moderne.* Die Publikation fand großen Anklang und wurde von der Pariser Akademie der Wissenschaften zweimal mit einem Preis ausgezeichnet. Als er im Frühjahr 1783 an der Wassersucht erkrankte, begab er sich zu Mesmer in Behandlung. Die Kur schlug an, und Court de Gébelin bedankte sich mit einer begeisterten Flugschrift. Bald darauf erlitt er jedoch einen Rückschlag und verstarb am 12. Mai 1784 ausgerechnet in Mesmers Haus. Der Hohn der Öffentlichkeit war gnadenlos: Court de Gébelin wurde von ihr umgehend zum Märtyrer des Magnetismus erklärt.

Noch schlimmer war die Niederlage einige Monate später. Mesmer war gebeten worden, am 9. August 1784 an einer Versammlung der Harmonischen Gesellschaft von Lyon teilzunehmen, zu der als besonderer Gast auch Prinz Heinrich von Preußen, der in der Stadt gerade Quartier genommen hatte, geladen war. Die Gesellschaft kam in der Veterinärschule zusammen, was recht passend erscheint, weil zunächst ein Pferd magnetisiert werden sollte. Einer der Vorsteher der Gesellschaft hatte darum gebeten, damit gezeigt würde, wie der Animalische Magnetismus – ganz ohne den Einfluss einer möglichen Einbildung – auch bei Tieren eingesetzt werden kann.

Die Magnetisierung des Tieres provozierte tatsächlich einen Schüttelfrost und einen Husten. Der Arzt, der die Behandlung vornahm, diagnostizierte umgehend eine Infektion des Kehlkopfes. Sie wurde durch die folgende Autopsie des Tieres bestätigt.

Daraufhin unternahm es der Comte Tissart du Rouvre, gleich eine ganze Kompanie von Soldaten zu bannen. Dies schien zu gelingen, konnte aber den illustren Gast, der assistierte, nicht weiter beeindrucken. Er wusste als Befehlshaber schließlich recht genau, wie man eine Kompanie dirigierte. Diese Skepsis mochte Einfluss auf das Weitere gehabt haben. Denn nun oblag es Mesmer, am Prinzen selbst seine Kunst zu demonstrieren. Mesmer begann seine Arbeit, doch der Prinz spürte keinerlei Effekt. Mesmer führte ihn zu einem magnetisierten Baum und stellte die Verbindung her. Doch es geschah nichts. Der Bruder des preußischen Königs zeigte nicht die mindeste Reaktion. Mesmer verließ indigniert die Versammlung, er hatte die berechtigte Furcht, seine magnetischen Kräfte verloren zu haben. Am nächsten Tag veröffentlichte die Pariser Kommission ihr verheerendes Gutachten.

17
MAGNETISCHER SOMNAMBULISMUS

Bereits die Kommission des Königs hatte bei ihrer Untersuchung eine merkwürdige Beobachtung gemacht. Sie konnte feststellen, dass die Patienten bei den Behandlungen regelmäßig in einen seltsamen Schlaf, eine Art Wachschlaf, fielen. Infolge der Behandlung trete »Mattigkeit, Tiefsinn, Unmut, Betäubung« und gelegentlich sogar eine regelrechte Erstarrung ein. Dem Magnetiseur gelinge es aber, »sie durch einen Laut, einen Blick, ein Zeichen von ihm, aus ihrer anscheinenden Betäubung (eine Art von Schlafsucht) sofort zurückzubringen.«

Auch Mesmer hatte dieses Phänomen erkannt und hat es in seinen 344 Lehrsätzen behandelt. Der Schlaf war für ihn wie der Wachzustand, die Gesundheit und die Krankheit eine der Grunderscheinungen menschlicher Existenz, in denen sich die beiden Prinzipien des Lebens artikulierten: das Prinzip der Materie und das Prinzip der Bewegung. Beide Momente, Masse wie Bewegung, ließen sich erhöhen und verringern. Insbesondere ließen sie sich reparieren, die Masse über die Ernährung, und eine übermäßige Bewegung durch den Schlaf. Im Schlaf agiere der Mensch wie eine Maschine, alle Bewegungen erfolgten nur in seinem Innern. Währenddessen aber sei es ihm möglich, die Menge der Bewegung – nennen wir sie vielleicht besser Bewegungsenergie –, die er während des Wachzustands verloren hatte, durch die »Eigenschaften der universellen Ströme, in die er eingebunden ist«, wieder aufzufüllen. Von diesen universellen Strömen gebe es zwei Arten: die Gravitation und den magnetischen Strom von einem Pol zum anderen. Die Menge des gespeicherten (magnetischen) Stroms bestimme dann die Aktivitäten im Wachzustand.

Im Anschluss an diese Überlegungen kommt Mesmer zu seinem fundamentalen Harmonieprinzip: »Der Mensch ist dann im gesunden Zustand, wenn alle Teile, aus denen er besteht, die Fähigkeit haben, die Funktion zu erfüllen, für die sie bestimmt sind. Wenn in allen Funktionen eine perfekte Ordnung herrscht, dann nennt man diesen Zustand den Zustand der Harmonie. Die Krankheit ist das Gegenteil davon, also der Zustand, in dem die Harmonie gestört ist. Weil es nur eine Harmonie gibt, gibt es auch nur eine Gesundheit.«

Mesmer hat dem Prinzip des Schlafes also eine wesentliche Rolle in seiner Gesundheitstheorie zugebilligt. In seiner Heilpraxis war der Schlaf als Reaktion auf die magnetische Behandlung aber nur ein Phänomen unter vielen. Da es ihm darauf ankam, die gestörte Harmonie des Körpers bis zu einem kritischen Punkt zu treiben, um sie danach durch behutsame Interventionen wieder herzustellen, waren explizite Krisensymptome wie Fieberanfall, Schüttelfrost, Auswurf, Erbrechen, Zittern, Krämpfe, Schütteln und was sonst noch alles unter dem Begriff *Konvulsionen* gefasst werden konnte, signifikanter als der Schlaf.

Für Mesmers Schüler Armand Marie Jacques Chastenet de Puységur galt dies jedoch nicht. Er hatte sich, zusammen mit seinen beiden Brüdern, als einer der ersten in die Société de l'Harmonie eingetragen und die Lehre des Animalischen Magnetismus mit besonderer Aufmerksamkeit aufgenommen. Als er bald darauf zuhause auf seinem Schloss in Buzancy seine eigenen Kuren unternahm, machte er eine eigentümliche Entdeckung bei einem Patienten, einem jungen Bauern von 23 Jahren, der damit in die Psychiatriegeschichte eingehen sollte. Er hieß Victor Race und litt an einer Erkrankung der Atemwege. Puységur konnte schnell erkennen, dass er leicht zu magnetisieren war, d. h. auf seine Hinwendung stark reagierte. Victors Krise offenbarte sich aber nicht in den sonst üblichen nervösen Zuckungen oder Krämpfen, sondern in der Art von Schlaf, wie ihn auch die Pariser Kommission beschrieb. Er dämmerte keineswegs vor sich hin, sondern wirkte hellwach. Er beantwortete auch alle Fragen, die ihm Puységur stellte, ohne Zögern, konnte sich später aber an nichts mehr erinnern. Als der Marquis die Behandlung wiederholte, konnte Victor sogar Auskunft darüber geben, was ihm fehlte und was man zu seiner Behandlung tun könne. Victor zeigte eine Zugänglichkeit und eine Hellsichtigkeit, die verblüffend war und Puységur sehr beschäftigte. Bei seiner Behandlung war es ihm offenbar gelungen, einen starken Rapport zwischen sich und Victor herzustellen, ihn in einen Zustand zu bringen, der an einen Schlafwandler, einen Somnambulen, erinnerte. Puységur nannte das Phänomen daher auch bald schon »künstlichen« oder »magnetischen Somnambulismus« und wies dem Mesmerismus damit einen ganz neuen Weg.

Als Puységur im Mai 1785 als Kommandant eines Artillerieregiments nach Straßburg versetzt wurde, gründete er dort mit Billigung Mesmers sogleich eine Harmoniegesellschaft, die *Société Harmonique des Amis Reunis de Strasbourg*. Sie sollte die wirkmächtigste Vereinigung von Magnetiseuren in Frankreich mit starker Ausstrahlung nach Deutschland werden. Puységur hatte aus den trockenen Lektionen Mesmers in Paris und den Enttäuschungen vieler, die daran teilgenommen hatten, gelernt, dass man das Phänomen des Animalischen Magnetismus nicht in theoretischen Vorträgen vermitteln konnte, sondern dass man die wahrhaft Interessierten zu den Kuren selbst einladen musste. Puységur zeigte sich also bereit, sechs Wochen lang jeden Tag Kranke jedes Alters und beiderlei Geschlechts mit allen möglichen Krankheiten zu empfangen und sich dabei über die Schultern schauen zu lassen. Tatsächlich gelang es ihm bei jeder Sitzung, ein paar Patienten zu finden, die in den künstlichen Somnambulismus verfielen und dabei Auskunft gaben über ihre Befindlichkeit, ohne sich danach daran erinnern zu können.

Das Verblüffendste für die Beobachter aber war, dass die Patienten voraussagten, wie es ihnen vier oder acht Tage später ergehen würde, dass sie ihren eigenen Zustand also präziser und zuverlässiger beurteilen konnten als jeder Arzt. Denn die Voraussagen trafen tatsächlich ein. Eine Frage aber blieb für die Teilnehmer, nachdem sie auch über die Theorie des Mesmerschen Systems instruiert waren, immer noch offen: Wie gelang es dem Magnetiseur, die Patienten in den Heilschlaf zu versetzen?

Die schlichte Antwort Puységurs: »Ich glaube, dass ich die Kraft habe, den Lebensgeist meiner Mitmenschen zu erwecken; ich will davon Gebrauch machen; das ist alles, was ich weiß und das sind meine ganzen Mittel. Glauben Sie und wollen Sie, meine Herren, und Sie werden ebenso viel bewirken wie ich.«

Plötzlich war keine Rede mehr von der kosmischen Allflut, die in einem Baquet oder sonst wo aufgefangen, angereichert und an die Patienten nach Bedarf ausgeschüttet werden sollte. Keine Baquets und keine Magneteisen, keine Harmonikatöne und keine Duftstoffe waren mehr erforderlich. Puységur und seine Schüler konzentrierten sich ganz auf die Persönlichkeiten des Magnetiseurs und des Patienten. Wichtig waren nur noch die magnetische Beziehung, die sie zueinander aufbauten sowie die Erkenntnisse, die sie gemeinsam aus dem Heilschlaf gewannen. Mit dieser Volte leitete Puységur eine radikale Wende in der Theorie und Praxis des Animalischen Magnetismus ein – weg von physikalisch-mechanistischen Vorstellungen, hin zu einem psychologischen Verständnis. Geist und Seele waren wieder ins Spiel zurückgekommen.

In wenigen Jahren gelang es, mehr als 200 Mitglieder für die Straßburger Harmoniegesellschaft zu gewinnen. Gemeinsam und einmütig wurden verbindliche Regularien entwickelt, Magnetiseure ausgebildet und eine Zeitschrift gegründet, in der alle Behandlungsfälle dokumentiert und diskutiert wurden. Die Regularien waren so vorbildlich, dass sie sogleich von den Gesellschaften in Metz und Nancy, die beinahe gleichzeitig entstanden, übernommen wurden.

Mesmer war mit dieser Entwicklung keineswegs einverstanden. Er hat sich von Puységurs Somnambulismus stets distanziert und die Straßburger Spielart des Magnetismus als eine Sekte immer verworfen. Noch in seiner letzten Veröffentlichung wirft er ihm »blinden Empirismus und Aberglauben« vor. Überhaupt seien die Vertreter des künstlichen Somnambulismus »der guten Sache und der Lehre viel nachteiliger gewesen als ihre offenen Feinde und Widersacher«.

Hier irrte Mesmer ein letztes Mal. Denn die Fernwirkung seiner Lehre sollte – nach einem kurzen Zwischenhoch in der deutschen romantischen Medizin – weniger auf seiner eigenen kosmologischen Konzeption fußen, sondern weitaus stärker auf der psychologischen Version, wie sie Puységur entwickelt hat. Sie mündete 1843 in die Beschreibung und Begrifflichkeit der Hypnose des schottischen Arztes James Braid. Er interpretierte den magnetischen Schlaf als eine Autosuggestion des Patienten, als eine bloße Technik, bei der es nur darauf ankam, »die Aufmerksamkeit zu schulen, daß sie sich dauernd auf einen Punkt richtet und von allem außerhalb desselben abkehrt«. Der Animalische Magnetismus wurde so ein zweites Mal entzaubert. Verlor er im Übergang von Mesmer zu Puységur bereits seine kosmische Dimension, so ging ihm nun auch noch der Zauber des Rapports zwischen Magnetiseur und Magnetisiertem verloren und dazuhin noch das Rätsel der Hellsichtigkeit des Hypnotisierten.

Die Blickrichtung der Medizin hatte sich gedreht. Sie schielte nun nicht mehr ins Weltenall, aufs Himmelzelt oder gar in göttliche Sphären. Sie nahm nun das Innere des Menschen ins Visier. Mittels Röntgenstrahlen gelang es ihr, den Körper zu durchleuchten und mittels Psychoanalyse die Seele. Beide Verfahren wurden 1895 der Öffentlichkeit präsentiert, genau 120 Jahre nachdem Mesmer seine Entdeckung publik gemacht hatte. Was bei seinen Kritikern als Einbildung denunziert worden war, wurde nun als Suggestionslehre Standard.

18
DER LETZTE FALL

Mesmer war bereits 80 Jahre alt, als er im Herbst 1814 zum letzten Mal nach Meersburg heimkehrte und das Spital bezog. Obwohl er sich räumlich sehr beschränken musste, ließ er seinen ganzen üppigen Hausrat anschleppen. Er wollte weder auf seine geliebte Glasharmonika, noch auf das Baquet, den »ganzen magnetischen Apparat, Kistchen, Geschirr, Seil und Stange«, wie es in einem Brief des Kollegen Dr. Hirzel heißt, verzichten. Zwar benötigte Mesmer das Baquet nicht zwingend für seine Behandlungen, wollte es aber in seiner Nähe wissen. Der Verwaltungsaktuar hingegen, der mit der Inventur der Hinterlassenschaft befasst war, konnte mit dem magnetischen Geschirr offensichtlich nichts mehr anfangen, er wusste es möglicherweise einfach nicht recht zuzuordnen, jedenfalls taucht es im Vermögensverzeichnis als solches nicht auf.

Mesmer tat gut daran, sich auch in seinen letzten Tagen auf Patienten einzustellen. Seitdem sich die Berliner in besonderem Maße für ihn interessierten und die Liste der Publikationen zu seinem Heilkonzept wieder anschwoll, war es auch mit seinem geordneten Rückzug vorbei. Die Aufmerksamkeit, nicht nur für seine Heilkunst, auch ihm persönlich gegenüber, nahm wieder zu. Das blieb auch seiner näheren Umgebung nicht verborgen.

Nur wenige Gehminuten vom Spital entfernt befand sich das Priesterseminar der Diözese Konstanz. Hier hatte der junge, aufklärerisch gesinnte Theologe Heinrich Schreiber gerade seine Priesterausbildung begonnen. Er stammte aus einer Familie von Bediensteten, hatte bereits mit 15 Jahren in seiner Heimatstadt Freiburg das Studium der Philosophie und Theologie aufgenommen, sich zugleich aber auch mit Hingabe der Literatur der Aufklärung und Klassik gewidmet. Er war erst 21 Jahre alt, als er Mesmer in Meersburg begegnete. Durch sein Tagebuch und einige erhaltene Briefe haben wir Einblick in die letzte Phase von Mesmers Leben und in seine allerletzten Behandlungen.

Heinrich Schreiber hat sich im Priesterseminar offenbar etwas gelangweilt. Die seelsorgerlichen Themen, eigentlicher Grund seines Aufenthaltes, fesselten ihn kaum, nach eigenem Bekunden beschäftigte er sich fast ausschließlich mit naturwissenschaftlichen Fragen. Daneben nutzte er die Gelegenheit zum Austausch mit einem außergewöhnlichen Hausgast, dem Fürstprimas Karl Theodor von Dalberg. Dalberg war eine ebenso bemerkenswerte wie letztlich tragische Gestalt in dieser Übergangsepoche vom Alten Reich in die moderne Staatenwelt. Persönlich hochtalentiert, als Rechtsgelehrter bestens ausgebildet, durch Bildungsreisen nach Italien und Frankreich mit einem weiten Horizont ausgestattet, hatte er eine brillante geistliche Karriere absolviert, ohne freilich jemals Theologie studiert zu haben. Als ob es keine anderen möglichen Kandidaten gegeben hätte, waren ihm nach und nach Ämter und Titel fast ohne Zahl zugefallen: Domherr in Würzburg, Mainz, Worms und Konstanz, Rektor der Universität Würzburg, später auch in Aschaffenburg, seit 1788 Koadjutor und ab 1800 Bischof von Konstanz, ab 1802 zusätzlich Bischof von Worms und Erzbischof von Mainz, damit verbunden zugleich Kurfürst und Reichserzkanzler; mit dem Reichsdeputationshauptschluss von 1803 Bischof von Regensburg und Inhaber der Fürstentümer Aschaffenburg und Regensburg, ab 1806 Fürstprimas des Rheinbundes und von 1810 bis 1813 Großherzog von Frankfurt. In diesem permanenten Ämter-und-Länder-Wechsel-Spiel wird das unerbittliche Schachern um Territorien und Einflussräume im napoleonischen Zeitalter erkennbar. Dalberg suchte sich, und vor allem seine Kirche, durch die wechselnden Konstellationen hindurchzumanövrieren. Das gelang ihm mit einigem Geschick lange Zeit erstaunlich gut. Sein letztlicher Plan,

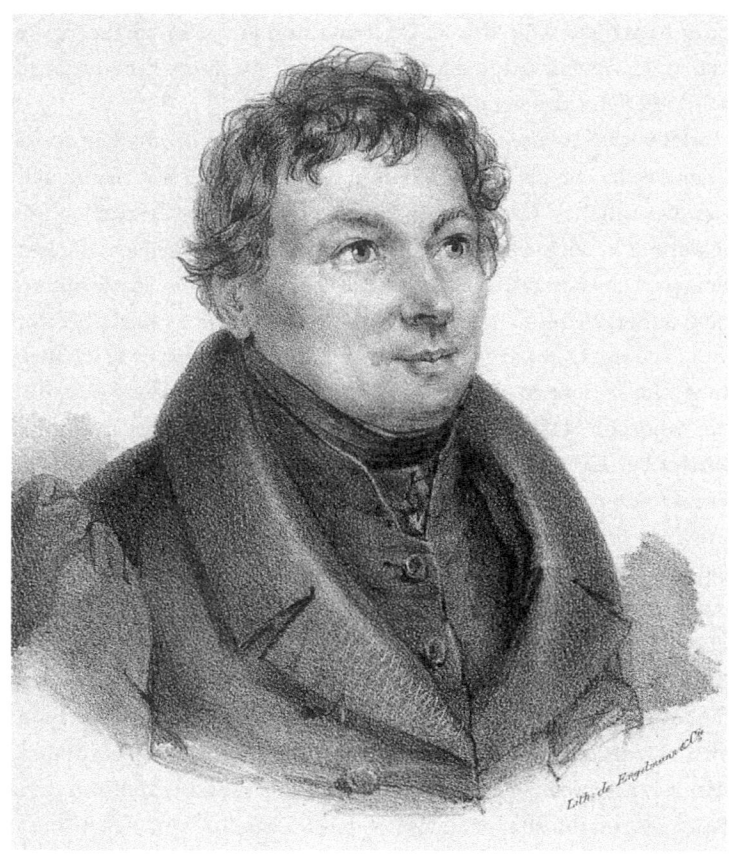

Heinrich Schreiber, der letzte Patient Mesmers

das Reich und die Reichskirche durch ein Reichskonkordat mit dem Papst und später durch eine Allianz mit dem Kaisertum Napoleons zu retten, scheiterte indessen. Seine Bereitschaft, als Fürstprimas die geistliche Patronage für den Rheinbund zu übernehmen und sich sogar dazu herzugeben, Napoleons Onkel, Kardinal Joseph Fesch, zum Koadjutor und Nachfolger zu bestellen, wurde von vielen als

Verrat begriffen. Als Napoleon nach der Völkerschlacht von Leipzig 1813 unterging, war es auch mit der Karriere Dalbergs vorbei. Der Papst verordnete ihm eine innere Einkehr und erkannte dafür als geeigneten Ort das Priesterseminar. So war Dalberg in Meersburg gestrandet.

Heinrich Schreiber erschien der Fürstprimas, der nun ohne Begleiter oder Bedienstete zwei kleine Zimmer mit schlechten Möbeln bewohnte, als ein »durch die Weltereignisse, welche ihn von seiner Höhe herabgestürzt hatten, tief erschütterter, man kann sagen gebrochener Mann«. Er hielt Abstand von allen, nahm schweigend an der Messe teil, zeigte sich aufrichtig bescheiden und irritierte die Mitbewohner nur dadurch, dass er sich von seinem »seidenen Mäntelchen mit dem goldgestickten Adler«, wohl letztes Relikt seiner Stellung als Reichserzkanzler, nicht trennen konnte. Zu theologischen Themen ließ er sich nicht vernehmen, doch zeigte er sich naturwissenschaftlichen Fragen gegenüber aufgeschlossen. So gewann Schreiber sein Vertrauen und erhielt, nachdem er auch Kontakt zu Mesmer gefunden hatte, alsbald den Auftrag, dem Pfründner eine Einladung an den Tisch des pensionierten Primas zu überbringen.

Die Begegnung der beiden alten Herren hatte einigermaßen skurrile Züge. Beide waren ihrem Selbstverständnis nach Aufklärer, beide hatten sich für die Förderung der Volksbildung und allgemeinen Wohlfahrt, was immer man im Einzelnen auch darunter verstehen mochte, eingesetzt, hatten mit den ganz Großen ihrer Zeit konferiert und verhandelt, beide ein Leben lang für ihre Sache gekämpft, um sich am Ende, statt in Wien oder Paris, in Berlin oder Rom, in dem kleinen Residenzstädtchen Meersburg wiederzufinden.

Es war nicht ihr erstes Zusammentreffen. Mesmer erinnerte sich noch sehr genau an die »höchst kalte Aufnahme«, die er bei Dalberg gefunden hatte, als er ihn vor Jahren in seiner Meersburger Residenz besuchte. Der Fürstbischof sei ihm »mit dem Gelde in der Hosentasche klingelnd entgegengetreten« und habe ihn nicht anhören wollen. Dadurch sei er so empört und erbittert gewesen, dass er Dalberg zugerufen habe: »Ohne den Magnetismus wären Sie ja nicht Bischof!« – »Entweder halten Sie mich für einen Narren oder einen Betrüger.« Worauf Dalberg erwidert habe: »Auch Sokrates glaubte an einen Genius und war doch Sokrates.«

Inzwischen waren die beiden ruhiger geworden, gelassener – und neugierig auf den jeweils anderen. Viel Abwechslung war ihnen nicht mehr geboten, und etwas intellektuelle Anregung wussten sie zu schätzen. Schreiber diente als ihr beider Bote und Informant. Als sie sich so allmählich zueinander vorgetastet und sich gegenseitig Wohlwollen versichert hatten, kam es tatsächlich zum Besuch Mesmers im Priesterseminar. An der Unterhaltung durfte Schreiber nicht teilnehmen. Sie muss aber friedlich verlaufen sein, denn er konnte anschließend mit eigenen Augen sehen, wie »die beiden ausgezeichneten Männer, Hand in Hand im Priesterhause durch die Reihen der Alumnen« schritten und der Fürst seinen Gast bis an die Stiege zum Ausgang begleitete.

Wichtiger als diese Beobachtung wurden indes Schreibers eigene Unterhaltungen mit Mesmer und seine Erfahrungen bei den letzten Behandlungen, die der Meister vornahm. Die Gespräche, die sich über mehrere Stunden erstrecken, muten an wie ein letztes Bekenntnis Mesmers, bevor er der Welt endgültig Lebewohl zu sagen hatte. Mesmer berichtete aus seinem Leben und erläuterte seine Theorie. Allein schon die Auswahl der Gegenstände, die er berührte, signalisiert, was ihm wichtig erschien in seinem Leben, wogegen er sich noch immer zu wehren bemüßigt fühlte und was er als Kern seiner Auffassungen bewahrt zu sehen wünschte.

Der Ausgangspunkt seiner Darlegungen war die Auseinandersetzung mit dem Exorzisten Gaßner, vielleicht auch deshalb, weil sie in Meersburg ihren ersten Schauplatz hatte. Mesmer unterstrich gegenüber seinem Zuhörer noch einmal, dass er Gaßner immer für einen ehrlichen Mann gehalten habe, und wie es ihm gelungen sei, den bayerischen Hof von seiner eigenen Methode zu überzeugen. Auf seine Wiener Erfahrungen ging er nicht eigens ein, womöglich empfand er sie noch immer als besonders schmerzlich. Die Pariser Zeit hingegen erschien ihm berichtenswert. Er betonte, »bei Hofe gut empfangen worden«, sich aber »mit dem Könige über die Bedingungen eines ständigen Aufenthalts in Paris« nicht einig geworden zu sein. Den Vorwurf, sich mit seinen Behandlungen dort über die Maßen bereichert zu haben, konterte er mit dem Hinweis, die Kranken immer unentgeltlich aufgenommen und nie eine Bezahlung verlangt zu haben, »sondern höchstens freiwillige Geschenke für bewirkte Heilungen angenommen zu haben«.

Von besonderem Interesse erscheint seine Haltung zur Französischen Revolution. Mesmer verhehlt nicht, dass er selbst, wie auch seine Anhänger, lebhaften Anteil am revolutionären Geschehen genommen habe. Die Befreiung der Kolonie Saint Domingue von der Sklaverei und Abhängigkeit vom Mutterland betrachtete er sogar als sein Werk und das seiner Parteigänger. Die meisten seiner Anhänger seien allerdings der Guillotine zum Opfer gefallen, und er selbst habe sich nur durch die Flucht in die Schweiz retten können.

Mesmers physikalisch-medizinischen Konzepte finden in Schreibers Berichten keinen Niederschlag. Entweder setzte er sie als bekannt voraus, zumal er von seinem Gastgeber das gerade erschienene Wolfartsche Kompendium über den Mesmerismus verehrt bekommen hatte, oder aber es war ihm nicht das Wichtigste. Als angehendem Geistlichen interessierte ihn womöglich mehr die Rolle, die seinem Stand im System des Animalischen Magnetismus zugedacht war. Und da hatte Mesmer doch sehr eigene Vorstellungen. Er gedachte nämlich, sein »Evangelium der Natur« insbesondere den Geistlichen anzuvertrauen. Dafür sprachen sowohl praktische wie historische Gründe. Um sicherzustellen, dass Arme wie Reiche gleichermaßen, und zwar unentgeltlich, in den Genuss des »Magnetismus als Universal-Arzneimittel« kämen, boten sich Geistliche als »Ausspender« praktischerweise schon deshalb an, weil sie »ohnehin schon besoldet seien«, und weil man in jedem Priesterhaus leicht ein magnetisches Institut einrichten könne. Für die Geistlichen spräche aber auch, dass die Propheten im Alten Bund stets beides gewesen seien, Lehrer und Ärzte. Ja, selbst Christus habe diese zwei Personen in sich vereinigt. Wenn daher die Geistlichen als magnetische Heiler aufträten, dann würden sie nur ihren ursprünglichen »Geschäftskreis«, wie es bei Schreiber wörtlich heißt, zurückgewinnen und auch ihr früheres Ansehen wiedererlangen. Den Stand der Ärzte, wie er sich aktuell zeigte, halte Mesmer »eher für nachtheilig als für nützlich zum Wohle der Menschheit«.

Mesmer hatte mit seinen Kollegen also weitgehend abgeschlossen. Er erhoffte von ihnen nach all den vielen Querelen, trotz der positiven Signale, die ihn aus Berlin erreichten, nicht den erforderlichen Fortschritt. Der Einsatz für sein System war mittlerweile sowieso zu einer Glaubenssache geworden. Warum sie also nicht gleich den dafür zuständigen Seelsorgern anvertrauen? Sowieso ließe sich die »Pflege der Seele von jener des Leibes unmöglich trennen«. Und vieles im christlichen Kult, wie Hände auflegen und segnen, insbesondere, wenn es in der großen Geste geschah, sei ohnehin auf magnetische Manipulationen zurückzuführen.

Nachdem Schreiber so mit den gesellschaftlichen Dimensionen von Mesmers Denken vertraut gemacht worden war, hatte er bald Gelegenheit, auch seine medizinischen Künste kennenzulernen. Mitte Februar 1815 litt er an starker Heiserkeit mit Brustbeklemmung und Husten. Er wollte sich deshalb versuchsweise von Mesmer magnetisieren lassen. Schreiber berichtet: »Die ersten Striche brachten bei mir nur die Empfindung einer gelinden, oft vom Kopfe, oft von der Brust über den Magen und die Schenkel strömenden Wärme hervor.« Mesmer hatte sich ihm gegenübergesetzt, seine Knie an die Schreibers gedrückt, seinen »blitzenden, tief eindringenden Blick unablässig« auf den Patienten geheftet. Mit beiden Händen, manchmal auch nur mit der rechten Hand oder dem rechten Daumen, strich er ziemlich nahe an Schreibers Körper entlang und setzte auch beide aneinandergedrückte Daumen unmittelbar auf die Herzgrube. Schreiber weiter: »Allmählich fand sich Schweiß auf Brust und Rücken ein, ich empfand ein Brennen in der Herzgrube, sodann einen Hang zum Brechen, verstärkter Husten mit reichlichem Auswurf und eine ungemein heftige, heulenartige, oft in Lachen übergehende, mir völlig unwillkürliche Respiration folgte. Während der ganzen Zeit war ich beim vollsten Bewusstsein; nach und nach hörte die Empfindung auf, schmerzlich zu sein. Ich empfand großen Hang zum Schlafe und konnte, wenn ich die Augen schloß, genau die Stellung der Hand Mesmers, aus meinem Gefühle verstärkter Wärme- Einströmung angeben. So ging die Krise vorüber, und Mesmer entschädigte mich reichlich für den ausgestandenen Schmerz durch sein herrliches Spiel auf der Glasharmonika.«

Schreiber war Zeuge einer suggestiven Intervention geworden. Mesmer hatte ihn mit seinen Gesten und seinem Blick fixiert, hatte die ganze Aufmerksamkeit Schreibers auf dessen eigenen Körper gelenkt, hatte alle Blockaden in ihm gelöst, bis sich die Entspannung zuerst in einem unbändigen Heulen und Lachen und dann in einer großen Müdigkeit artikulierte.

Mesmer setzte die Behandlung am nächsten Tag fort. Diesmal zusammen mit einem hysterischen Mädchen. Dafür griff Mesmer auf seinen Ansatz der Gruppentherapie zurück. Zusammen mit den beiden Patienten und einem Begleiter Schreibers, schloss er eine Kette, indem einer den anderen am Daumen ergriff und Mesmer, nachdem er das Mädchen »nach gewöhnlicher Art« bestrichen hatte, den Kreis schloss. Kaum begonnen »klagte das Mädchen über Mattigkeit und Gliederreißen und verfiel bald in einen tiefen Schlaf, den Mesmer für kritisch erklärte, worin sie aber kein Zeichen von Selbstbewusstsein zu erkennen gab«. Schreiber selbst empfand bis zu diesem Zeitpunkt »wenig von magnetischer Einwirkung«, plötzlich stellte sich aber auch bei ihm »die Krise ein, die Schultern zuckten, das Zwerchfell wurde erschüttert«. Er fiel »in ein halbstündiges, ununterbrochenes, mit Schweiß verbundenes dumpfes Lachen«, während dessen er bei vollem Bewusstsein war und sich die Brustbeklemmung allmählich löste. Während seiner Krise schien sich auch die des Mädchens gesteigert zu haben: »Sie bekam Convulsionen und erwachte.« Das Ganze wiederholte sich bei Schreiber und dem Mädchen, was Mesmer mit dem Hinweis quittierte, »daß die Wiederholung der Krisen ein Zeichen nahender Besserung sei.«

Mesmer verzichtete bei diesen letzten Behandlungen auf den Einsatz des Baquets, nutzte aber dessen Prinzip, eine Verbindung zwischen Patienten herzustellen und so eine Gruppenhypnose zu bewirken. Die Glasharmonika nutzte er hingegen noch regelmäßig, einmal zur Entspannung des Patienten nach erfolgter Behandlung und das andere Mal in der Behandlung selbst. Dabei erlebte Schreiber »einen bedeutenden kritischen Anfall«, der endete, sobald auch das Spiel geendet hatte. Die Töne der Glasharmonika trafen ihn im Innersten, sie »schneiden«, wie er befand, »sehr ein«.

Schreibers Krankheit war eine gewöhnliche Erkältung gewesen, die sich nach einigen Tagen der »Manipulation« allmählich aufzulösen begann. Als Prüfstein magnetischer Heilkräfte taugte sie wenig, da »Verkältungen«, wie Mesmer durchaus einräumte, nach einiger Zeit von selbst, auch »ohne kritischen Schlaf endigen«. Doch Schreiber war ohnehin nicht auf einen kritischen Selbstversuch aus gewesen. Ihn reizte allein schon die Begegnung mit dieser außergewöhnlichen Persönlichkeit. Er hatte befürchtet, »in diesem, vielverfolgten Mann einen Misanthropen zu finden« und war daher mehr als angenehm überrascht, stattdessen auf einen sehr umgänglichen, wohlwollenden, hochgebildeten und breit interessierten Menschen zu treffen. Drei Monate lang ging er, gelegentlich von Seminarkollegen begleitet, regelmäßig bei Mesmer ein und aus. Am Ende hatte sich sein Bild von der »Ehrfurcht gebietenden Gestalt« seines Gastgebers gefügt: »Hätte Mesmer auch gefehlt, so irrte doch nur der Verstand und das Herz verbeßerte dessen Sünden; zudem ist es immer ein Beweis endlichen Strebens (…), im kühnen Voranschreiten auf der Bahn der Wahrheit auch auf Abwege gerathen zu sein.«

Die Abwege spielten kurz darauf, als Mesmer die letzte Ölung erhalten sollte, noch eine wichtige Rolle. Die Geistlichen stritten sich darüber, ob man ihm die Absolution erteilen könne, oder ob man vorsichtshalber nicht die Worte »si dignus es« – nur im Falle, dass du würdig bist – anfügen sollte, weil Mesmer sich oft als »Naturalist« geäußert habe. Schreiber empörte sich: »Gott im Himmel, (…) die Erdenwürmer zanken sich um Formate um verschiedener Ansichten willen und würden dem edlen, vielgeprüften Mann den Himmel verschließen, weil er nicht so denkt oder sich ausspricht wie sie.«

Am Ende erhielt Mesmer doch einen »seinem Stand gebührenden Totenbaum« und ein angemessenes Begräbnis. Der »Leichenansager« ging durch den Ort und lud zu »Leich-Begännus und Seelengottesdienst für seiner Wohlgeborenen und Hochgelehrten Herrn Staadt und Leib-Medicus Antonius Mesmer Seelig«. Die ganze »Wohlehrwürdige Priesterschaft« nahm daran teil. Die Armen erhielten ihr gerechtes Almosen. Der Aufwand für die Trauerkleider der Bediensteten und aller Verwandten wurde aus dem Erbe des eben Verschiedenen bestritten.

19
DIE ANERKENNUNG IN BERLIN

Die Anerkennung des Mesmerismus, wie das Heilkonzept Mesmers in seinen verschiedenen Ausprägungen ab etwa 1810 genannt wurde, erfolgte dort, wo man es am wenigsten hatte erwarten dürfen – in Berlin. Das protestantische und aufklärerische Berlin hatte sich in der Gaßner-Fehde von 1775 von vorne herein gegen den katholischen Exorzisten gestellt und war auch von Mesmers alternativem Ansatz, der mit Gaßners Methode viel gemein hatte, nicht überzeugt. Als Mesmer nach seiner erfolgreichen Behandlung der Jungfer Oesterlin versuchte, die wissenschaftliche Welt für seine Entdeckung zu begeistern, stieß er auf umfassende Nichtbeachtung. Nur die Königliche Akademie der Wissenschaften zu Berlin reagierte – mit dezidierter Ablehnung. Sie erachtete es als »nicht nöthig, sich in nähere Untersuchung und Beurtheilung dieser Sache, die noch auf so gar ungewissen und unbestimmten Fundamenten beruhet, einzulassen.«

Zwar berichteten die Berliner Zeitungen weiterhin fleißig über den Fortgang von Mesmers Aktivitäten, breiteten den Fall Paradis in allen Einzelheiten aus und hielten ihr Publikum auch über das Geschehen in Paris, Straßburg, Karlsruhe, Bremen und wo der Mesmerismus sonst noch stark Fuß gefasst hatte, auf dem Laufenden. Im Grunde aber war das Ganze für die Berliner Aufklärer ein ausgemachter Humbug. Friedrich der Große erklärte unumwunden: »Allerdings erhebe ich mich gegen die animalische Elektrizität, den Einfluss des Mondes und ähnliche Scharlatanerie, die nur von Spitzbuben erfunden werden, um die dummen und abergläubischen Leute zu täuschen.«

Für die fachliche Beurteilung und die sich ganz allmählich ins Gegenteil wendende Bewertung des Mesmerismus wurde insbesondere der Arzt und Gelehrte Christoph Wilhelm Hufeland entscheidend. Er hatte als Angehöriger einer Medizinerfamilie eine hervorragende Ausbildung in Jena und Göttingen erfahren, war in Weimar Hofmedikus geworden und hatte Goethe, Schiller, Herder und Wieland nicht nur zu Patienten, sondern war mit ihnen auch befreundet. Seine Haltung als Arzt und Organisator des Gesundheitswesens war durch Pragmatismus und einen beherzten, umfassenden Zugriff gekennzeichnet. Um dem Scheintod und der damit verbreiteten Angst, lebendig begraben zu werden, zu begegnen, rief er zur Errichtung von »Leichenhäusern« auf und errichtete in Weimar umgehend einen Prototyp. Weil er klare Zusammenhänge zwischen Krankheit und Armut, Epidemien und katastrophalen Wohnverhältnissen sah, setzte er sich für die Armenfürsorge, Schulgesundheit und staatliche Hygienegesetze ein. Sein Denken, geprägt von der Vorstellung des Selbsterhaltungsprinzips des Organismus und einer naturnahen Lebensweise, zielte auf eine Kombination persönlicher Gesundheitsfürsorge mit einer ausgreifenden staatlichen Gesundheitspolitik. Sie mündete 1796 in sein Hauptwerk *Die Kunst, das menschliche Leben zu verlängern*, das später unter dem Titel *Makrobiotik* zu einem Klassiker der medizinischen Literatur in der ganzen Welt wurde. In keiner Weise ideologisch beschränkt, schuf er mit seinem *Journal der practischen Arzneykunde und Wundarzneykunst*, das er 1795 begründete und in 83 Bänden bis zu seinem Tod 1836 fortführte, ein Diskussionsforum für die unterschiedlichen Strömungen der Medizin. Einer seiner Beiträger wurde Samuel Hahnemann. Er stellte in dem Journal mehrfach seine Überlegungen zur Homöopathie vor.

Mit Mesmer hingegen stand Hufeland anfangs auf Kriegsfuß. Noch unter dem Eindruck der kritischen Strenge seines Göttinger Physik-Professors Georg Christoph Lichtenberg veröffentlichte er 1784, also zur Hochzeit der Pariser Auseinandersetzungen, die Schrift *Mesmer und sein Magnetismus*. Der Aufsatz war eine unerbittliche Abrechnung mit Mesmers Thesen: »Wir wissen nun, daß Mesmer höchstwahrscheinlich ein sich selbst betrügender Schwärmer, sein Magnetismus ein Hirngespinst und seine Wunder Wirkungen einer kranken Einbildungskraft sind. Das wissen wir nun und beklagen das Los der Menschheit, die im Jahrhundert des Lichts, im Schoß einer aufgeklärten Nation, eine Mesmeriade erleben konnte.« Für ihn war nach dem Pariser Kommissionsbericht klar: «Berührung, Einbildungskraft, Nachahmung (und gereizte Sinnlichkeit) sind die wahren Ursachen der Erscheinungen, die man diesem chimärischen magnetischen Wesen zuschreibt.« Ganz vom Tisch fegen wollte er die Methode aber nicht. Sie sei »zuverlässig in ihren sanften wohltätigen Wirkungen, aber zerstörend ist ihre Kraft, wenn sie gewaltsam durch Konvulsionen wirkt; und dieser Gebrauch kann nur in sehr wenigen und verzweifelten Fällen Nutzen schaffen. Nur da wo man alles in Unordnung bringen muß, um es von neuem zu ordnen, findet er statt; aber in den Händen eines klugen Arztes, in denen auch Gifte Heilmittel werden.«

Das Umdenken in Berlin fand nach dem Tod Friedrichs des Großen statt. Sein Neffe und Nachfolger Friedrich Wilhelm II. zeigte sich gegenüber okkulten Praktiken und spiritistischem Gedankengut aufgeschlossen. Dadurch ergab sich ein neuer Spielraum für alternative Heilansätze, die von führenden Medizinern wie dem Charitéarzt Christian Gottlieb Selle für Experimente mit magnetischen Strichen genutzt wurden. Zudem gewannen naturphilosophische Überlegungen, wie sie Schelling mit seinen *Ideen zu einer Philosophie der Natur* in Jena entworfen hatte, neues Gewicht. Sie stellten dem materialistisch-mechanistischen Weltmodell, das im 18. Jahrhundert die Oberhand gewonnen hatte, ein organisches und prozesshaftes Verständnis der materiellen und geistigen Zusammenhänge gegenüber und öffneten damit den Weg für die romantische Naturbetrachtung und auch für die romantische Medizin. Auf dieser

Grundlage war die verstärkte Bereitschaft zur Rezeption des Mesmerismus in Berlin nicht überraschend.

Nun brauchte es aber noch Protagonisten und Propheten für das bereits in die Jahre gekommene und aufgrund der napoleonischen Wirren auch etwas in Vergessenheit geratene Heilkonzept. Sie fanden sich allmählich zusammen in dem Ober-Chirurgen Carl Alexander Ferdinand Kluge, der 1811 ein 500 Seiten starkes Buch über den Animalischen Magnetismus als Heilmittel veröffentlichte, in dem Medizinprofessor Johann Christian Reil, der als erster gewählter Dekan eine führende Position an der medizinischen Fakultät einnahm, und in Hufeland, der mittlerweile Direktor der Charité geworden war und sich in Sachen Mesmerismus vom Saulus zum Paulus gewandelt hatte. Hufeland hatte bei Kluge, der als Student schon auf den tierischen Magnetismus aufmerksam geworden war, eine magnetische Kur erlebt und die Behandlungsgeschichte 1809 in seinem Journal veröffentlicht. In einem ausführlichen Vorwort begründete er seine neue Position: »Philosophische Ärzte von hellem Kopfe und reinem Herzen (…) machten den Magnetismus zum Gegenstande ihrer Untersuchungen. Sie fanden unleugbare faktische Wahrheit in den Erscheinungen, fanden sie bestätigt, getrennt von allem Einfluß der Phantasie, der Sinnlichkeit und des Betruges, gründeten und bestimmten genauer durch neue Versuche die physische, nicht psychische Natur des Wirkenden und knüpften es an die Reihe der höheren Naturkräfte der Elektricität und des Galvanismus an.«

Hufelands Sinneswandel war weitgehend. Er anerkannte nicht nur die Wirkungen der magnetischen Kuren selbst, sondern akzeptierte in Abkehr von seinen früheren Überzeugungen auch ihre Ursache in einem wie auch immer gearteten physischen Agens.

Der Motor in der erneuten wissenschaftlichen Auseinandersetzung mit Mesmer aber war zunächst Reil. Er war besonders interessiert an Fragen der Psychosomatik. Als Hirnanatom hatte er bereits 1796 eine bahnbrechende Arbeit vorgelegt und sich danach mit der *Anwendung der psychischen Kurmethode auf Geisteszerrüttungen* beschäftigt. Sein Bestreben lag darin, psychologische Fragestellungen mit physiologischen Erkenntnissen zu verbinden. Auch er war als Arzt und Gesundheitspolitiker ähnlich wie Hufeland pragmatisch orientiert. Als Stadtphysikus von Halle förderte er das Badewesen, als Psychiater – den Begriff Psychiatrie führte er 1808 in die Medizin ein – forderte er die Einrichtung eigener Heilanstalten für Geisteskranke. Sie waren nicht als Verwahranstalten gedacht, sondern sollten zur Gewährleistung einer adäquaten Behandlung mit Lehrstühlen für Psychiatrie verbunden sein. Das Spektrum seiner methodischen Ansätze war weit gefächert. Es schloss Heilverfahren, wie sie Mesmer praktizierte, ausdrücklich ein.

Als sich 1809 aufgrund eines Beitrags in *Hufelands Journal der practischen Arzneykunde und Wundarzneykunst* die Kunde verbreitete, dass Mesmer noch lebe und in der Schweiz ausfindig gemacht worden sei, nahm Reil daher Kontakt mit ihm auf und lud ihn nach Berlin ein. Mesmer lehnte jedoch ab: »So schmeichelhaft (…) des Herrn Prof. Reils Wunsch, mich in Berlin zu sehen, besonders der großmütige Antrag dieses, mir ein Spital zu meinen Versuchen anzuvertrauen, sein konnte, so erlaubt mir mein Alter von 78 Jahren nicht, eine so weite Reise zu unternehmen. Viel weniger kann ich mich entschließen, durch neues Versuchen noch einmal den gehässigen Kampf gegen Unwissenheit und Unglauben zu bestehen.« Mesmer war aber bereit, Reil in Frauenfeld zu empfangen, um bei ihm »als der Quelle binnen 2 oder 3 Monaten den vollständigen, anschaulichen Unterricht über die ganze Lehre und Erfahrungen einzuholen.«

Reil konnte nicht in die Schweiz reisen. Eine solch lange Abwesenheit konnte er sich aufgrund seiner vielfältigen Verpflichtungen nicht leisten. Außerdem hatten sich die politischen Spannungen im Konflikt Preußens mit Napoleon zugespitzt. Reils vordringliche Aufgabe bestand nur darin, die katastrophale Lage in den preußischen Lazaretten zu verbessern. Als Leiter der Militärspitäler von Leipzig und Halle war er nach der Völkerschlacht von Leipzig persönlich für die Versorgung der Tausenden von Verwundeten verantwortlich. Er infizierte sich dabei selbst mit Typhusbakterien und starb. Vorher aber hatte er noch veranlasst, dass die Preußische Regierung eine Kommission zur Prüfung des tierischen Magnetismus einsetzte. Den Vorsitz übernahm Hufeland.

Statt Reil reiste Karl Christian Wolfart zu Mesmer. Wolfart, als Arzt bereits früh vom Mesmerismus fasziniert, hatte seine Praxis und eine Professur ursprünglich in Hanau, musste aber alle seine Ämter infolge einer Liebesaffäre mit der Gattin eines Hanauer Geschäftsmannes aufgeben und kam über Umwege 1810 nach Berlin. Er machte bald als Herausgeber einer medizinischen Zeitschrift, die sich mit Vorliebe dem »Lebensmagnetismus« widmete, auf sich aufmerkam. Wolfart traf im September 1812 in Frauenfeld ein. Er fand rasch Kontakt zu Mesmer, ließ sich von ihm im Magnetsieren unterweisen und lernte auch ein wenig das Spiel auf der Glasharfe. Am Ende erwarb er sich ein solches Vertrauen bei Mesmer, dass dieser ihm seine gesammelten französischen Manuskripte zur Veröffentlichung überließ. Daraus sollte zwei Jahre später Mesmers letztes und umfangreichstes Werk *Mesmerismus oder System der Wechselwirkungen* zusammengestellt und publiziert werden. In Berlin zurück, ließ sich Wolfart ein neues Baquet anfertigen und baute eine magnetische Praxis auf, die immer besser florierte.

Das Thema Mesmerismus wäre sehr wahrscheinlich eine innermedizinische Angelegenheit geblieben, wenn es nicht ins politische Feld hineingeragt hätte. Mit Karl August von Hardenberg, seit 1810 preußischer Staatskanzler, wurde einer der mächtigsten Männer des Reiches entschiedener Befürworter des Mesmerismus und wirkungsvoller Patron der ihn praktizierenden Ärzte. Hardenberg ließ sich, animiert von seinem Leibarzt Johann Ferdinand Koreff, einem erklärten Mesmeristen, zusammen mit seiner Frau und seinem Bruder von Wolfart magnetisieren. Phasenweise mutierte dessen Praxis in der Französischen Straße zu einem veritablen Berliner Salon, in dem Friedrich Schleiermacher, der 1832 die Trauerpredigt auf Wolfart halten wird, Wilhelm und Caroline von Humboldt und ein halbes Jahr vor seinem Tod auch Johann Gottlieb Fichte zu Gast waren. Hardenberg und Humboldt arrangierten es schließlich in gekonntem Zusammenspiel, dass Koreff und Wolfart, an der medizinischen Fakultät vorbei, durch eine Kabinettsordre zu Professoren berufen wurden.

In der Kabale um diese Berufungen wurde vom Kultusminister von Schuckmann die Regierungskommission von 1812 zur Prüfung des Animalischen Magnetismus, die ihre Arbeit angesichts der poltischen Lage nie richtig aufgenommen hatte, reaktiviert. Schuckmann hatte seine Skepsis gegen den Mesmerismus schon früher einmal drastisch zum Ausdruck gebracht, als er meinte, »er werde bei seinem Unglauben bleiben, bis Mesmer oder einer seiner Schüler vor seinen Augen eine Unze Arsen verschluckt habe, und dann durch Magnetismus geheilt werde«. Er sei sogar bereit, »die Kosten dieses Experiments zu tragen, da es den wichtigen Erfolg haben werde, entweder dem Prediger des Aberglaubens oder dem des Unglaubens den Mund zu schließen«. Sein Ziel war es daher, durch das Gutachten die Professur für Wolfart zu verhindern. Wolfart war deswegen, anders als bei ihrer ersten Besetzung, auch nicht mehr in die Kommssion berufen worden. Das Ergebnis ging dennoch in seinem Sinne aus.

Angeführt von Hufeland legte die Kommission am 1. August 1816 ihr Gutachten vor und kam »durch ihre Erfahrung berechtigt«, zu folgendem »Schlußresultate«:

»1. Es existiert eine bis jetzt in dieser Form nicht bekannte Einwirkung eines lebenden Individuums auf ein anderes, wodurch in letzterem eigentümliche und in dieser Kausalverbindung bis jetzt noch nicht bekannte Erscheinungen hervorgebracht werden.

2. Diese Erscheinungen finden sich auch zuweilen von selbst, ohne jene Einwirkung von außen bei hysterischen und nervenkranken Personen ein und wurden bisher unter der Benennung Somnambulismus und Katalepsis begriffen.

3. Der einzige Unterschied ist, daß sie beim Magnetismus durch bestimmte Einwirkung von außen und nach Willkür hervorgebracht und aufgehoben werden können.

4. Die Einbildungskraft nimmt hieran viel Anteil und vermag die Erscheinungen mannigfaltig zu modifizieren; doch lassen sich nicht alle Erscheinungen aus ihr allein erklären, sondern es scheint ein physisches Agens dabei wirksam zu sein.

5. Dieses Agens gehört aber nicht zu den allgemeinen physischen Agentien und ist nicht durch allgemeine physische und chemische Reagentien sinnlich darzustellen, sondern scheint nur in der Lebenssphäre zu existieren, eine Lebenssphäre des lebenden Organismus zu sein, und daher sein Dasein sowohl als die Rezeptivität dafür äußerst bedingt durch individuelle und gegenseitige Verhältnisse (auf ähnliche Art wie der flüchtige Ansteckungsstoff).

6. Dieser Zustand kann in Krankheiten, besonders nervöser Art, ein Heilmittel werden.

7. Doch ist er seiner Natur nach, als sehr bedingt, nicht geeignet, allgemeines Heilmittel zu werden. Auch bedarf er, als mancherlei Mißbrauch unterworfen, der obrigkeitlichen Aufsicht. Eben deswegen würden auch öffentliche und gemeinschaftliche Behandlungs-

anstalten dieser Art nicht zu gestatten sein, da sie leicht zur Erregung und Verbreitung von Nervenzufällen Gelegenheit geben könnten.«

Das war die Anerkennung! Zum ersten Mal, nach unzähligen Ablehnungen, Verurteilungen und Verleumdungen wurde Mesmers System der Wechselwirkung zwischen Arzt und Patient von einer wissenschaftlichen Kommission zugebilligt, eine originelle Entdeckung zu sein. Der Kommissionsbeschluss war zwar überaus vorsichtig formuliert. Zentrale Mesmersche Begriffe wie Magnetismus oder Fluidum tauchten nicht auf. Jeglicher kosmische Bezug wurde ignoriert. Dass es jedoch eine Einwirkungsmöglichkeit des Arztes auf den Kranken gab und dass diese über bloße Einbildung hinausging, ja eine materielle Basis hatte, wurde explizit anerkannt. Worin dieses physische Agens allerdings bestand oder auch nur bestehen konnte, blieb offen. Deshalb sollte der Gebrauch dieser Methode auch nicht freigegeben werden. Es gab noch zu viele Unsicherheiten im System. Vorsicht war daher weiterhin geboten.

Mit diesem Gutachten und der Berufung gleich zweier erklärter Anhänger des tierischen Magnetismus an die Berliner Universität war der Mesmerismus fest verankert. Hatte Hufeland in seinem Bekenntnis von 1809 Mesmer erstmals als den »Entdecker einer der wichtigsten Naturkräfte« und sein Verfahren als »eine höchstwichtige Acquisition der heilenden Kunst« anerkannt, so konnte Wilhelm von Humboldt sechs Jahre später zu Recht sagen, Berlin sei »jetzt vielleicht der einzige Ort, an dem auf wahrhaft vernünftige Weise magnetisiert« werde.

20
DIE ERKUNDUNG DER DUNKLEN SEITE DES MONDES

Mesmer war mit seiner Theorie des Animalischen Magnetismus keineswegs so originell und erfinderisch, wie er es als ihr deklarierter Entdecker immer vorgegeben und wohl auch selbst geglaubt hat. Weder die Grundüberlegung eines von magnetischen Kräften durchdrungenen Kosmos ging ursprünglich auf ihn zurück, noch die daraus abgeleiteten Heilkräfte, und nicht einmal auf die Bezeichnung durfte er berechtigte Ansprüche als Urheber anmelden. Der Jesuitenpater Athanasius Kircher, dessen Werke an der Universität Dillingen fast vollständig verfügbar waren, als Mesmer dort studierte, hatte bereits 1643 in seinem Werk *Magnes sive de arte magnetica* den Begriff des Animalischen Magnetismus aufgebracht und damit eine Vorlage geliefert. Alle Momente von Mesmers Konzept waren schon in der Welt, als er sie sich aneignete. Damit steht Mesmer freilich nicht alleine in der Ideengeschichte. Alle großen Entdecker und Erfinder stehen auf den Schultern von Riesen, und nur deshalb haben sie einen größeren Weitblick als andere. Das Talent besteht allerdings darin, die richtigen Schultern für seine eigenen Belange zu finden.

Der Ausgangspunkt für Mesmers Überlegungen waren Astronomie und Medizin. In seiner *Kurzen Geschichte des thierischen Magnetismus* von 1783 erklärt er: »Der thierische Magnetismus verbindet zwei bekannte Wissenschaften: Sternkunde und Arzneygelahrtheit.« Kopernikus, Kepler, Galilei und Newton, die großen Gelehrten, auf die sich Mesmer schon in seiner Dissertation bezog, hatten eine Revolution in der Betrachtung der kosmologischen Beziehungen eingeleitet und die Planeten in ein neues, exakt berechnetes Ordnungsgefüge gebracht. Aufgabe des 18. Jahrhunderts sollte es dann werden, die Welt selbst in allen ihren Dimensionen neu zu vermessen. Für Mesmer, in dessen Studienzeit die Aufklärung ihren Höhepunkt erlebte, wurden insbesondere die bahnbrechenden Erkenntnisse in der Elektrizitätslehre wichtig. Sie schufen einen vollkommen neuen Bezugsrahmen für die Betrachtung der Welt. Die Theologie als Leitwissenschaft wurde abgelöst durch die Naturwissenschaften, insbesondere die Physik. Der Mensch mit seinen natürlichen Rechten und Freiheiten rückte ins Blickfeld. Seine Lebenschancen sollten verbessert und die Gesellschaft insgesamt auf der Basis der gewonnenen Erkenntnisse neu organisiert werden.

Mesmer verstand sich in diesem Sinne als ein Naturwissenschaftler und Menschenfreund. Noch in seinem Testament ist es ihm wichtig, daran zu erinnern, dass er »in mehreren Ländern als Wohlthäter des Menschengeschlechtes« betrachtet und wertgeschätzt worden sei. Theologische Bezüge gibt es in seinem Werk keine mehr, sein Natur- und Weltbild ist zur Gänze säkularisiert. Ein bemerkenswerter Beleg dafür ist seine Schöpfungstheorie. Sie lässt sich ganz und gar nicht mit der biblischen Schöpfungsgeschichte in Einklang bringen. Mesmer zufolge gibt es in der Natur nur zwei Prinzipien: »Die Materie und die Bewegung«. Zu Beginn war nur eine Materie. Sie habe durch eine stoßende Bewegung allmählich alle die Formen gefunden, in denen sie nun vorliege. Vorzustellen habe man sich diesen Vorgang wie bei »einem Butter-Stoßfasse« (…), wo nämlich aus dem homogenen Fluidum durch bloßen Stoß heterogene Theile in verschiedener Gestaltung, flüssig und fest, sich ausscheiden«.

Mesmers Kosmogonie ist, obgleich sie nur indirekt und äußerst knapp aufscheint, in mehrfacher Hinsicht bemerkenswert. Sie artikuliert zunächst und in radikaler Zuspitzung die von der Natur abgeleitete materialistische Grundauffassung seines Denkens. Was ist, ist von Natur aus und kann auch nur in den Kategorien natürlicher physikalischer Vorgänge, wie sie die Transformation von Milch in Butter veranschaulicht, beschrieben werden. Wie dieser Prozess im Detail funktioniert, das interessiert Mesmer schon nicht mehr. Es genügt ihm zu wissen, dass es sich um einen mechanischen Vorgang handelt, bei dem vorher Milch war und nun Butter geworden ist. Mesmer war von seiner Denkungsart her kein wissenschaftlicher Kopf. Er dachte nicht streng nach den Prinzipien von Ursache und Wirkung, ihm genügten Analogien. Gegen Ende seines Lebens, im Spital zu Meersburg, gab er sich mit ganzen acht Büchern zufrieden. Sein vordringliches Anliegen war, aus den Erkenntnissen der Naturwissenschaften Nutzen für die Medizin zu ziehen.

Damit beginnen die Größe und das Verhängnis des Franz Anton Mesmer. Er begnügt sich nicht mit kleinen Fragen und kleinen Fortschritten. Er befasst sich von Anfang an mit dem großen Ganzen. Thema und Titel seiner Dissertation – *Der Einfluss der Planeten auf den menschlichen Körper* – sind ein Dokument dieser Hybris. Auf 48 Seiten will er Mond und Mensch, Kosmos und Bios in ihren Beziehungen erkunden, will der Medizin neue, ihm selbst freilich auch noch völlig unbekannte Wege weisen. Dieser Hang ins Unermessliche, ins Universelle und auch ins Unergründliche wird Mesmer ein Leben lang anhaften.

Mesmers Dissertation und seine persönliche Disposition wären wohl folgenlos geblieben, wenn ihm in seiner medizinischen Praxis nicht tatsächlich eine ungeheure Entdeckung geglückt wäre – die Entdeckung des besonderen Beziehung von Arzt und Patient. Mesmer gewann die Einsicht, dass der Arzt nicht nur mit chirurgischen Instrumenten, nicht nur mit Arzneimitteln und auch nicht allein mit den Elektroschocks der neuesten Apparate Einfluss auf die Gesundheit der Menschen nehmen konnte, sondern dass er deren Wohlbefinden aus sich heraus, durch seine eigene Präsenz und seine bloße Hinwendung zu den Patienten deutlich verbessern, ja sie von ihren Beschwerden befreien und heilen konnte.

Mesmer war auch hier nicht der erste, dem dies gelang. Er steht damit durchaus in einer Linie von Heilern, die es zu allen Zeiten und in allen Kulturen gab, und die ihre Erfolge aus der Kombination von eigenem Charisma mit medizinischen Grundkenntnissen und magischen Praktiken bezogen. Charisma und magische Momente lassen sich Mesmer keineswegs absprechen. Seine Wirkung auf die Patienten, teilweise hohen und höchsten Standes, war ohne Zweifel geprägt von seiner eindrucksvollen Persönlichkeit und seinem eindringlichen Wesen. Die Inszenierung seiner Auftritte während der Kuren lässt erkennen, dass er sich dessen auch recht bewusst war und dass er sie zur Unterstreichung des Geheimnisses seiner Kunst zu nutzen verstand. Das nämlich war sein Behandlungsverfahren in hohem Maße – ein Geheimnis, das er gleichermaßen zu entschlüsseln wie zu bewahren trachtete.

Darin bestehen die Tragik und die Dialektik Mesmers. Um als Entdecker anerkannt zu werden, musste er das Rätsel seiner Entdeckung selbst erkennen und klar darlegen. Da ihm dies nicht überzeugend gelang, sah er sich gezwungen, daraus wieder ein Geheimnis zu machen, das er nach den vielen Anfeindungen, die er erfahren hatte, nur mehr Eingeweihten, gleichsam Aposteln des Animalischen Magnetismus, offenbaren wollte. Damit aber verhinderte er die weitere produktive Auseinandersetzung und blockierte zusätzlich sein eigenes Dazulernen.

Dreh- und Angelpunkt von Mesmers Theorie des Animalischen Magnetismus war die These von der Existenz eines *Fluidums*, jener gewichtslosen Materie, die den Kosmos durchdringe. In seinen Eigenschaften sollte es vergleichbar sein mit den Erscheinungen des Magnetismus und der Elektrizität. Wie diese sollte es Einfluss auf andere Körper nehmen können, organische wie anorganische. Besondere medizinische Bedeutung bekam dieses Fludium dadurch, dass es die Menschen auch in ihrem Inneren, in ihrem Nervensystem, bewegen konnte.

Für Mesmers Belange wäre es eigentlich ausreichend gewesen zu erkennen, dass er als Arzt das nervliche Wohlbefinden der Patienten positiv beeinflussen konnte. Es gab keine Notwendigkeit, diese Erkenntnis gleich mit dem Weltall in Verbindung bringen zu müssen. Sein Selbstverständnis als Naturwissenschaftler, der sich in einem zeittypischen materialistisch-mechanistischen Weltbild verortet sah, und seine vorhergehende Beschäftigung mit den Beziehungen von Kosmos und Bios verleiteten ihn zu seiner allzu weit ausholenden Theorie mit vielen Widersprüchen und Irrtümern.

Auch hierin befindet sich Mesmer in guter Gesellschaft. Keiner der Heroen der Aufklärung und der aufkommenden Naturwissenschaften war vor Irrtümern gefeit, und tatsächlich irrten sie sich auch alle. Keplers kosmologische Ideen waren und blieben diffus. Newtons Äther war lediglich eine Krücke für das Verständnis noch unverstandener Zusammenhänge. Musschenbroek und Kleist meinten Wasser zu elektrifizieren, als sie ihre Kondensatoren erfanden, auf das Wasser kam es aber gar nicht an. Galvani glaubte eine spezifische Form von Elektrizität, die »tierische Elektrizität« entdeckt zu haben, als er seine Experimente mit Fröschen unternahm. Das war auch nicht der Fall. Sie irrten also allesamt, jeder freilich anders, jeder auf seine Weise. Und alle brachten sie die Wissenschaft doch voran. Auch Mesmer.

Mesmer gilt heute als der (Mit)Begründer der Psychotherapie. Stefan Zweig stellte bereits 1931 fest: »Alle psychotherapeutischen Methoden von heute und ein gut Teil aller psychotherapeutischen Probleme gehen kerzengerade auf diesen einen Mann, Franz Anton Mesmer, zurück.« Zweig war kein Mediziner und auch kein Wissenschaftshistoriker, er war ein Schriftsteller. Das Bild, das er von

Mesmer entwarf, war jedoch sehr differenziert und recht treffend. Spätere Medizin- und Psychiatriehistoriker wie Henri F. Ellenberger und Heinz Schott haben die Sichtweise von Zweig im Grundsatz bestätigt und die Entwicklungslinien detailliert nachgezeichnet.

Das Eigentümliche an diesem Befund ist freilich, dass sich der Begründer der Psychotherapie des Umstandes seiner Entdeckung selbst nicht bewusst war und niemals bewusst wurde. Mesmer war bis zu seinen letzten Tagen in Meersburg der festen Überzeugung, mit seinem Fluidum als materiellem Substrat des Animalischen Magnetismus etwas ganz anderes entdeckt zu haben. Es war seinem wichtigsten Schüler, dem Marquis de Puységur, vorbehalten, aus den Geschehnissen rund um die mesmeristischen Kuren die richtigen Schlüsse zu ziehen. Er erkannte, dass es bei dem Behandlungsverfahren nicht auf den Magnetismus oder eine andere Form physikalischer Einwirkung ankam, sondern dass hier eine psychologische Interaktion vorlag. Er hat Mesmer seine Hochachtung trotzdem nie versagt, was in umgekehrter Hinsicht leider nicht der Fall war.

Als die Berliner Kommission zur Prüfung des Animalischen Magnetismus 1816 schließlich ihr Gutachten vorlegte, war von dem Fluidum oder irgendwelchen kosmischen Bezügen keine Rede mehr. Was erstmals und ohne Vorbehalt anerkannt wurde, war die Entdeckung, dass es »eine bis jetzt in dieser Form nicht bekannte Einwirkung eines lebenden Individuums auf ein anderes« gebe, »wodurch in letzterem eigentümliche und in dieser Kausalverbindung bis jetzt noch nicht bekannte Erscheinungen hervorgebracht werden«. Worin diese Kausalverbindung genau bestand, blieb bis zur Mitte des 19. Jahrhunderts unklar und ohne Begriff. Erst mit der Beschreibung und Bezeichnung des Phänomens der Hypnose durch den schottischen Mediziner James Braid 1843 wurde allmählich klarer nachvollziehbar, wie Mesmer Einfluss auf seine Patienten genommen hatte. Braid verstand unter Hypnose allerdings ein nüchternes technisches Verfahren ohne magische Komponenten, bei dem der Geist durch die Konzentration der Aufmerksamkeit die Macht über den Körper gewann. Spätere Vertreter der Suggestionslehre betonten die Bedeutung des gesprochenen Wortes, das dann eine wesentliche Grundlage der modernen Psychotherapie wurde. Mesmer hingegen scheint bei seinen Kuren ohne viel Worte ausgekommen zu sein. Er bevorzugte Gesten, Musik und Düfte als Medien der hypnotischen Heilkunst.

Heute, im Zeitalter der Hirnforschung, stellen sich die mesmeristischen Praktiken und Überlegungen noch einmal anders dar. Die Frage der physiologischen Basis psychischer Prozesse und Interaktionen ist erneut aufgeworfen. War die Frage nach der Beziehung von Leib und Seele über lange Zeit eine vornehmlich philosophische Fragestellung gewesen und hatte sie sich in der Gedankenwelt des 18. Jahrhunderts plötzlich als eine rein physiologische Problematik mit der Vorstellung des Menschen als einer bloßen Maschine artikuliert, so wird das Beziehungsgeflecht zwischen Sein und Bewusstsein, zwischen neuronalen Vorgängen und kognitiven Prozessen mittlerweile wieder neu austariert.

Wie sich lange nach Mesmers Tod zeigen sollte, gibt es auch eine Fülle von physikalischen Phänomenen, insbesondere Strahlungen, die ihm und seinen Zeitgenossen noch nicht bekannt waren. Sie wurden erst im Laufe des 19. und 20. Jahrhunderts entdeckt und in ihrer Wirkungsmächtigkeit erkannt. Dazu gehören etwa elektromagnetische Wellen wie die Röntgenstrahlen und das Phänomen der Radioaktivität. Wilhelm Conrad Röntgen nahm die Hand seiner Frau, um am 22. Dezember 1895 sein Verfahren der Durchdringung des Körpers mittels X-Strahlen, wie er sie nannte, zu demonstrieren. Es ist die erste Röntgenaufnahme überhaupt und der Fingerring der Anna Bertha Röntgen ist deutlich zu erkennen. Mit seiner Entdeckung revolutionierte Röntgen die medizinische Diagnostik und trug wie zuvor und auf seine Weise auch Mesmer zum medizinischen Fortschritt bei. Die Aufnahme zeigt zugleich, wie der Mensch immer mehr durchleuchtet wurde und der Traum der Aufklärung,

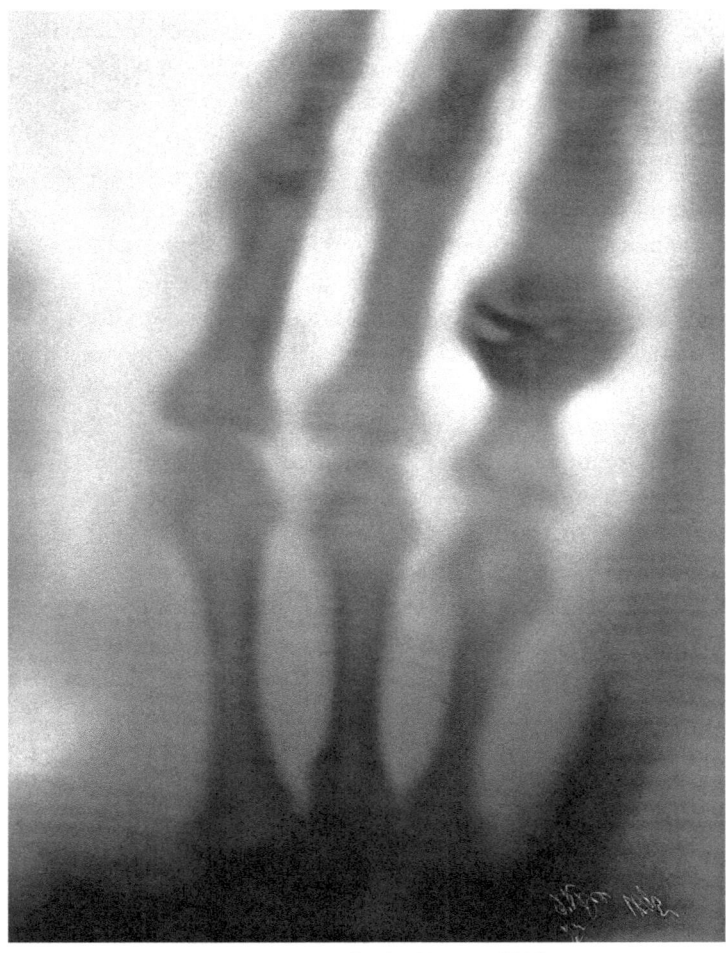

Handknochen mit Fingerring von Anna Bertha Röntgen, 1895

Licht ins Dunkel zu bringen, stetig weiter bis hin zur Entschlüsselung des genetischen Codes aller Lebewesen realisiert wurde.

Manche Metaphern besitzen über den Wandel der Wahrnehmungen und alle Wechsel der Konzeptionen hinweg eine erstaunliche Beharrlichkeit. Dazu zählt das Bild des Spiegels. Mesmer hat den Spiegel als Instrument seiner Therapie explizit diskutiert und seine Praxis reichlich damit ausgestattet. Er galt ihm als Vehikel der Verstärkung energetischer Prozesse. Auch Sigmund Freud hat die Metapher zur Beschreibung der Abläufe zwischen Arzt und Patient verwendet. Er formulierte 1912 in seinen Ratschlägen für den Arzt bei der psychoanalytischen Behandlung: »Der Arzt soll undurchsichtig für den Analysierten sein und wie eine Spiegelplatte nichts anderes zeigen, als was ihm gezeigt wird.« Beide, Mesmer wie Freud, hatten die Vorstellung, durch ihre Therapien innere Blockaden bei den Patienten zu brechen. Sollten sich beim einen die ins Stocken geratenen Säfte in den Gefäßen auflösen, so beim anderen die aus dem Bewusstsein verdrängten psychischen Leiden. Die Beziehung zwischen Patient und Therapeut – der Rapport, wie sie bei Mesmer genannt wird – wurde von beiden als ein wichtiger Faktor in diesem Heilprozess gesehen. Bei Mesmer äußerte er sich in der Differenzierung der Patienten nach dem Maß ihrer Fähigkeit, den animalischen Magnetismus aufzunehmen, anzureichern und auszutauschen. Vor dem Hintergrund einer rein physikalisch-physiologischen Betrachtung des mesmeristischen Geschehens war dies schlüssig, in der Interpretation als ein psychologischer Vorgang erschien es hingegen nicht nachvollziehbar. Neuere Überlegungen zur neurologischen Basierung kommunikativer und psychologischer Prozesse werfen indes ein anderes Licht auf Mesmers Überlegungen. Zwar bleibt sein Fluidum auch weiterhin eine Schimäre ohne wissenschaftliche Grundlage. Der Gedanke hingegen, ein physiologisches Korrelat für die verbale und non-verbale Kommunikation zwischen Menschen anzunehmen, ist aktueller denn je. Und plötzlich spielt auch die Metapher des Spiegels erneut eine Rolle, denn mit der Entdeckung der sogenannten Spiegelneuronen durch den italienischen Neurophysiologen Giacomo Rizzolatti ist es gelungen, für das alltägliche Phänomen der Empathie, wie auch für den therapeutischen Austausch eine grundlegende neurophysiologische Entsprechung zu finden. Spiegelneuronen wurden als jene Nervenzellen im menschlichen Gehirn identifiziert, in denen Wahrnehmungen der Befindlichkeit von Mitmenschen verarbeitet, gleichsam gespiegelt werden und so Empathie ermöglichen. Auch wenn dies weit über alle Vorstellungen Mesmers hinausgeht, so bietet es doch eine Erklärung dafür, warum er, wie sein erster großer Schüler Charles d'Eslon feststellte, »vom thierischen Magnetismus ganz voll« war. Seine Spiegelnervenzellen waren offenkundig in besonderem Maße erregbar. Er schien über eine außerordentliche Resonanzfähigkeit auf die besondere Befindlichkeit seiner Patienten zu verfügen. Sie erlaubten ihm wohl, ihre Problemlagen richtig zu verstehen und ihnen nicht selten das zurück zu spiegeln, was sie für ihren Heilprozess besonders benötigten.

Insofern leitete Mesmer in seiner persönlichen Praxis wie in seiner sich ausbreitenden Lehre, trotz aller seiner Irrtümer, einen Prozess der Hinwendung zum Menschen und seinen physischen, psychischen und sozialen Bedürfnissen ein, der in seiner willentlichen Unbedingtheit außerordentlich war und der bis heute in seinen Mechanismen – noch lange nicht ganz verstanden ist.

Mesmers Gedanken zielten auf das große Ganze. Sonne, Mond und Planeten waren seine Mitspieler. Mit ihnen suchte er sich und seine Mitmenschen in Beziehung zu bringen. Das Verhältnis von Subjekt und Objekt hob er dabei auf. Der Mensch und die Gestirne sollten sich auf gleicher Augenhöhe begegnen können. Daher ist es auch nicht verwunderlich, was der 70-jährige Mesmer 1804 einem Kollegen anvertraute: »Schon vor zwanzig Jahren habe ich die Sonne magnetisiert, und deshalb ist dieselbe auch viel wirksamer als sie vorher nie gewesen; alles, was sie bescheint, dem teilt sie nun das magnetische Fluidum mit.«

Auf eine solche indirekte Weise ist es Mesmer am Ende tatsächlich gelungen, Licht in Bereiche zu bringen, die ihm und den Menschen bisher verborgen geblieben waren.

ANHANG
NACHWEIS DER ZITATE

Die Zitate wurden teilweise und behutsam in Orthografie und Interpunktion dem heutigen Sprachgebrauch angepasst. Kurzangaben zu Autoren werden im Literaturverzeichnis aufgelöst.

Schmutztitel *Wir irren allesamt*: Aufsätze aus dem Göttingischen Taschenbuch 5 (1799). Dass dieses Zitat ursprünglich von Lichtenberg stamme, ist allerdings selbst ein Irrtum. Es findet sich bereits in: *Das Reich der Natur und der Sitten, eine moralische Wochenschrift*, Band 11, Halle 1762, S. 34.

S. 11 *vom Schicksal bestimmt*: zit. n. Milt 1953, S. 192 – *im Leben kein Amt oder Titel*: Stadtarchiv Meersburg, Verlassenschaftsakte Mesmer.

S. 12 *sich die Blase sehr krankhaft zeigte*: Dr. Hirzel, zit. nach Wohleb 1940, S. 122 – *brandig, breiartig*: zit. n. Safranski 2004, S. 11.

S. 14 *Blutüberfülle* und *Entartungen der Säfte*: zit. n. Alt 2000, Bd. 1, S. 172–177 – *Professor in der Physiologie und Medicin*: zit. n. Knubben 2005, S. 158.

S. 16 *merkwürdigen, ja mißkannten Mann* und weitere Zitate auf der folgenden Seite: Kerner 1856, Vorwort und S. 1–6.

S. 17 *an den Himmel hinauf* und *in den Meeresgrund hinab*: Hölderlin, StA, Bd. 6,1, S. 235–237.

S. 19 *Acht Bände* und weitere Zitate auf dieser Seite: Stadtarchiv Meersburg, Verlassenschaftsakte Mesmer.

S. 23 *Ausrottung der Häresie* und *Rückgrat der Klerikerausbildung*: Kuhn o.J.

S. 24 *um allda peripatetische Philosophie*: zit. n. Bittel 1941, S. 24.

S. 26 *Wir durchlaufen alle*: Hölderlin, StA, Bd. 3, S. 236 – *ewig Ebb' und Flut*: zit. n. Schadewaldt 1952, S. 5.

S. 26 *Grillen und Launen*: zit. n. Schadewaldt 1952, S. 5.

S. 28 *Vieles wird wiedergeboren*: Horaz 2011, Verse 70–71 – *Um mir ihre Gewogenheit*: zit. n. Hansmann 1957, S. 202f.

S. 29 *durch fortlaufende Versuche* und weitere Zitate auf dieser Seite: zit. n. Hansmann 1957, S. 202.

S. 30 *bei seinem Eintritte*: zit. n. Hansmann 1957, S. 197.

S. 31 *Es würde über das Ziel*: Mesmer 1766, S. 18, übersetzt von Hansmann 1957, S. 207.

S. 31 *In den Sizygien*: Mesmer 1766, S. 24, übersetzt von Hansmann 1957, S. 208f.

S. 32 *Es deuten alle Erscheinungen*: Ebenda, S. 32 bzw. 209f. – *Diese Kräfte der Sonne*: Newton, Philosophiae naturalis principia mathematica, § 54, zit. n. Hansmann 1957, S. 210 – S. 32 *Seit jeher* und *Schon Plinius* und *das Auftreten von Kometen*: Mesmer 1766, S. 29, übersetzt von Hansmann 1957, S. 210f.

S. 33 *auch der belebte Organismus* und weitere Zitate auf dieser Seite: ebenda, S. 30–34 bzw. 212–214.

S. 34 *wenn die Ärzte nicht*: ebenda, S. 44 bzw. 223.

S. 35 *Wenn auch nur eine leise Ahnung*: ebenda, S. 46 bzw. 199 – *Da er in jeder Hinsicht*: Original der in Latein gehaltenen Doktorurkunde im Kernerhaus Weinsberg, hier zit. n. Bittel 1941, S. 19.

S. 37 *Der Garten ist unvergleichlich*; Brief vom 21.7.1773, Schiedermair 1914, Bd. 3, S. 152.

S. 38 *Herr v. Mesmer spielte uns auf der Harmonica*: Brief vom 21.7.1773, Schiedermair 1914, Bd. 3, S. 152 – *Weißt Du*: Brief vom 12.8.1773, Schiedermair 1914, Bd. 3, S. 154.

S. 39 *M. Anna v. Mesmer*: zit. nach Bittel 1941, S. 83.

S. 41 *kleine Mesmer*: Brief vom 21.7.1773, Schiedermair 1914, Bd. 3, S. 152.

S. 44 *worin ein Weib*: Anonymus (1794): Merkwürdige Lebensgeschichte, S. 20 – *Der Gedanke zu diesem Werke*: Wiener Diarium vom 7.7.1770, zit. nach Pötzl–Malikova 1987, S. 259.

S. 45 *Lieber Messerschmidt!*: Anonymus (1794): Merkwürdige Lebensgeschichte, S. 20 – *ein schöner kräftiger junger Mann*: Karoline Pichler: Denkwürdigkeiten aus meinem Leben 1769–1843, München 1914, zit. nach Pötzl–Malikova 1987, S. 258 Anm. 9.

S. 47 *Wer ihn persönlich kannte*: Anonymus (1794): Merkwürdige Lebensgeschichte, S. 42 – *einige Verwirrung im Kopfe*: Vortrag des Protektors der Akademie Fürst Wenzel von Kaunitz an Kaiserin Maria Theresia vom 5.12.1774, zit. nach Pötzl–Malikova 1987, S. 264.

S. 50 *Ausspähkunst des Innen*: Immanuel Kant: Anthropologie in pragmatischer Hinsicht (1798/1800), zit. nach Belting 2014, S. 84.

S. 53 *Die Frl. Franzl trafen wir*: Brief vom 21.7.1773, Schiedermair 1914, Bd. 3, S. 155 – *das Blut ungestüm*: Mesmer 1781, S. 13.

S. 54 *Es ist zum Erstaunen*: Brief vom 21.8.1773, Schiedermair 1914, Bd. 3, S. 156 – *Mit einem hysterischen Fieber*: Mesmer 1775, S. 18.

S. 55 *vom Magnet die gewöhnlichen Kenntnisse*: Mesmer 1781, S. 14 – *Als meine Patientin*: Mesmer 1775, S. 19–21.

S. 56 *wonach Herr Hell in Wien*: zit. n. Bittel 1941, S. 36.

S. 57 *ein vom Magnet verschiedener Stoff*: Mesmer 1781, S. 15f. – *Ich habe gefunden*: Mesmer 1775, S. 22.

S. 58 *auf jeden Theil des Leibes*: Mesmer 1775, S. 23.

S. 60 *zeigt die warheit an*: zit. n. Schott 2014, Bd. 2, S. 85 – *So wird sie*: zit. n. Schott 2014, Bd. 2 S. 83, Della Porta zit. hier nach eigenen Angaben Marbodius von Rennes.

S. 66 *Electrification, Dickblütigkeit, Kongestionen*: zit. n. Schott, Bd. 1, S. 477 – *Ich wickelte*: ebenda, S. 478. 71 *vom Satan gepackt*: zit. n. Bittel 1941, S. 54.

S. 70 *Generals, Reichspröbste*: zit. n. Bittel 1941, S. 55f.

S. 72 *allerhand Suggestionibus*: zit. n. Bittel 1941, S. 56 – *Hilfe und Guttaten*: Ebenda – *Die Straße von Aalen*: Schubart, Leben und Gesinnungen, 2. Theil, Stuttgart 1793, S. 95f., zit. n. Ego 1991, S. 5 – *Der Pfarrer zu Klösterle*: Deutsche Chronik, 1774, S. 589, ebenda, S. 4f.

S. 74 *Man wird die gehörigen*: zit. n. Bittel 1941, S. 62.

S. 75 *Der durch die Entdeckung*: zit. n. Kastner 1999, S. 101.

S. 76 *derlei Experimente*: zit. n. Bittel 1941, S. 63.

S. 77 *convulsivisches Zucken*: zit. nach Bittel 1941, S. 64.

S. 78 *Mesmers Entdeckung*: AdB 27, 2. Stück, S. 624–625.

S. 79–84 Alle Zitate aus: Osterwald 1778.

S. 88 *dass man Wasser*: Florey 1988, S. 24.

S. 92 *das durchgehende und allgegenwärtige Element*: Goethe, Witterungslehre, 1825, zit. n. Blankenburg 1983, S. 220 Anm. 4 – *Ich war vor einigen Tagen*: zit. nach Ellenberger 2005, S. 104.

S. 98 *Wohlwollen und echte Menschenliebe* und weitere Zitate auf dieser Seite: Lutze 1860, S. 654.

S. 100 *ewig heulende, klagende Gräberton*: zit. n. Drees 2009, S. 25.

S. 101 *Harmonika mit Glas*: Stadtarchiv Meersburg, Verlassenschaftsakte Mesmer.

S. 102 *Am neunten Dezember*: Bericht des Vaters in »Berlinische privilegirte Zeitung« vom 9. März 1777, zit. n. Bittel 1941, S. 195.

S. 106 *Sie fieng an*: ebenda, S. 200–205.

S. 111 *von dessen Herstellung*: ebenda, S. 193 – *die Namen der ihr vorgelegten Dinge*: zit. n. Zweig 1931, S. 76.

S. 112 *mit bloßen Händen* und weitere Zitate auf dieser Seite: Mesmer 1781.

S. 113 *Angeber*: zit. nach Treichler 1988, S. 37.

S. 114 *ein Zeichen* und *die Krisen*: Stadtarchiv Freiburg, Tagebuch Schreiber.

S. 115–118 Alle Zitate Mesmers aus: Mesmer 1783, S. 41–46.

S. 118 *Die Zahl wurde*: Horkheimer / Adorno 1986, S. 10.

S. 120 *eine mit häufigem Erbrechen*: Mesmer 1781, S. 48.

S. 121 *den täglichen Besuchen* und *Diese Versammlungen*: zit. n. Wohleb 1940, S. 50.

S. 122 *Welches Urteil*: ebenda.

S. 123 *eine neue Theorie der Krankheiten* und weitere Zitate auf dieser Seite: Mesmer 1781, S. 47–54.
S. 124 *practischen Regeln und Dies Lehrgebäude*: Mesmer 1781, S. 53–54.
S. 125 *Von Morgens um 6 Uhr*: D'Eslon 1781: 78f.
S. 126 D'Eslon 1781: 78f.
S. 127 *es den Vortheil meines Beutels* und alle weiteren Zitate auf dieser Seite: Mesmer 1783, S. 391–400.
S. 127ff. *Madame*: Mesmer 1783, S. 406–414.
S. 134f. *wurde die Polizei*: zit. n. Darnton 1983, S. 80.
S. 139 *als solchem Beispiel beizuwohnen* und *Alle sind der Macht*, zit. n. Bittel 1941, S. 104–107.
S. 140 *Wenn (...) ein solcher Irrthum*: zit. nach Wolters 1988a, S. 128.
S. 144 *heiligen Ehrenwort*: zit. nach Faksimile eines Vertrages bei Bittel 1941, S. 114 – *Herrn Mesmer sein Geheimnis*: zit. n. Wohleb 1940, S. 52.
S. 146 *weder direkt noch indirekt*: zit. nach Faksimile eines Vertrages bei Bittel 1941, S. 114.
S. 150 *Mattigkeit, Tiefsinn*: Bittel 1941, S. 104 – *Eigenschaften*: Caullet de Veaumorel 1785, Lehrsätze 135 bis 149, hier 141.
S. 151 *Der Mensch ist*: ebenda, Lehrsätze146 bis 149.
S. 153 Puységur 1809, S. 149.
S. 154 *blinden Empirismus und Aberglauben*: Mesmer 1814, S. XXXXVI – *der guten Sache*: Dr. Egg 1820, zit. n. Milt 1953, S. 110 – *die Aufmerksamkeit*: Braid 1846, zit. n. Schott 1985 S. 246.
S. 156 *ganzen magnetischen Apparat*: zit. nach Milt 1953, S. 131.
S. 159–165 Alle Zitate aus Tagebuch, Briefentwürfe und Beilagen Schreiber, Stadtarchiv Freiburg.
S. 166 *nicht nöthig*: Reuss 1778, S. 53–56, hier S. 56 – *Allerdings erhebe ich mich*: Brief an den Bruder Prinz Heinrich vom 27.9.1784, zit. n. Artelt 1965, S. 25.
S. 168 *Wir wissen nun* und weitere Zitate auf dieser Seite: zit. n. Artelt 1965, S. 13.
S. 169 *Philosophische Ärzte*: zit. n. Artelt 1965, S. 27f.
S. 170 *So schmeichelhaft*: Brief vom 22.12.1811, zit. n. Artelt 1965, S. 30.
S. 172 *er werde bei seinem Unglauben bleiben*: zit. n. Artelt 1965, S. 31f.
S. 173 *Schlußresultate*: zit. nach Bittel 1941, S. 214–216 und Artelt 1965, S. 69.
S. 175 *Der thierische Magnetismus verbindet*: Mesmer 1783, S. 10.
S. 176 *in mehreren Ländern*: Testament, Stadtarchiv Meersburg – *Die Materie und die Bewegung*: Caullet de Veaumorel 1785, § 1, S. 1 – *einem Butter-Stoßfasse*: Schreiber 8.12.1814, Stadtarchiv Freiburg.
S. 179 *Alle psychotherapeutischen Methoden*: Zweig 1931, S. 137.

S. 180 *eine bis jetzt in dieser Form:* zit. nach Artelt 1965, S. 69.
S. 183 *Der Arzt soll undurchsichtig:* zit. n. Schott 1985, S. 248.
S. 184 *vom thierischen Magnetismus ganz voll:* D'Eslon 178, S. 9 – *schon vor zwanzig Jahren:* Der Schweizer Arzt Dr. Egg 1820, zit. n. Milt 1953, S. 112.

BILDNACHWEISE

S. 2 **Portrait Franz Anton Mesmer, 1810**
Kernerhaus Weinsberg

S. 15 **Ein Kranker wird von seinem Arzt zur Ader gelassen**
Radierung von J. Sneyd nach James Gillray, 1804
Welcome Library London

S. 46 **Büste Mesmers von Franz Xaver Messerschmidt, 1770**
Belvedere Wien
Foto Otto, Wien

S. 48 **Portrait Franz Xaver Messerschmidt**
Frontispiz aus: Anonymus: Merkwürdige Lebensgeschichte des Franz Xaver Messerschmidt, k.k. öffentlicher Lehrer der Bildhauerkunst. Herausgegeben von dem Verfasser der freimüthigen Briefe über Böhmens und Oestreichs Schaafzucht, Wien 1794

S. 62 **Versuch mit einer Kugel-Elektrisiermaschine**
Kupferstich aus: Christian August Hausen: Novi profectus in historia electricitatis, Leipzig 1743
Bibliothek des Deutschen Museums, 1929A2941
Foto: Deutsches Museum

S. 65 **Elektrifizierung einer Dame und Entzündung von Alkohol durch den elektrischen Funken**
Kupferstich aus: Eusebio Sguario: Dell' Electricismo: O Sia Delle Forze Elettriche De' Corpi, Titelblatt, Neapel 1747
Bibliothek des Deutschen Museums, Libri Rari, 1966A1117, Titelblatt
Foto: Deutsches Museum

S. 69 **Der Vorarlberger Pfarrer und Exorzist Johann Josef Gaßner**
Kupferstich von Johann Gottlieb Fridrich nach J.F. Franck, 2. H. 18. Jh.
Foto: vorarlberg museum, Bregenz

S. 71 **Teufelsaustreibung durch den Vorarlberger Exorzisten Johann Josef Gaßner in Meersburg**
Kupferstich aus: Gespräch über die heilsamen Beschwörungen und Wunderkuren des Herrn Gaßners, 1775
Foto: Bayerische Staatsbibliothek,
Signatur 4 H.misc. 85-1/2, Frontispiz

S. 87 **Baquet-Sitzung in Paris um 1784**
Foto: Bibliothèque Nationale Paris,
Collection De Vinck Nr. 899

S. 89 **Elektrostatische Versuche in einem Pariser Salon**
Kupferstich aus: Nollet: Essai sur l'éléctricité des Corps, Paris 1746
Bibliothek des Deutschen Museums,
Libri Rari, IV F. Nollet
Foto: Deutsches Museum

S. 91 **Das Baquet von Lyon**
Musée d'Histoire de la Médecine et de la Pharmacie de Lyon
Foto: Stadt Meersburg

S. 95 **Karikatur auf Mesmers Theorie vom Animalischen Magnetismus**
Kupferstich aus: Jean-Jacques Paulet: L'Antimagnétisme ou origine, progrès, décadence, renouvellement et réfutation du Magnetisme Animal, London 1784
Foto: Bayerische Staatsbibliothek,
Signatur M.med. 45 zwischen S. 112 und 113

S. 101 **Die Glasharmonika Benjamin Franklins**
Kupferstich aus: L'Armonica: Lettera del Signor Beniamino Franklin al Padre Giambatista Beccaria, Regio Professore di Fisica nell'Univ. di Torino. Page 2 Milano? 1776? (Ausschnitt)

S. 103 **Die blinde Pianistin Maria Theresia von Paradis**
Lithografie aus dem 19. Jahrhundert nach der Zeichnung von Faustine Parmantié im Stammbuch Maria Theresia
Paradis, Paris 1784 (Ausschnitt)
Foto: ÖNB/Wien, PORT_00161652_01
(Maria Theresia von Paradis)

S. 121 **Mesmerische Gruppentherapie in Paris, um 1784**
Foto: Bibliothèque Nationale Paris,
Collection De Vinck Nr. 900

S. 137 **Benjamin Franklin in einer magnetischen Kur bei Mesmers Schüler Charles d'Eslon**
Holzschnitt, 19. Jh.
Foto: The Granger Collection, New York

S. 158 **Heinrich Schreiber**
Lithografie, 1830
Foto: Stadtarchiv Freiburg, M 7771/173

S. 182 **Handknochen mit Fingerring von Anna Bertha Röntgen, 1895**
Deutsches Museum, Bildarchiv, Glasplatte 1746
Foto: Deutsches Museum

LITERATUR

Archivquellen

Deutsches Literaturarchiv Marbach
Bestand Justinus Kerner, Signatur A Kerner, Mesmer Franz Anton.

Stadtarchiv Freiburg
Tagebuch Heinrich Schreiber mit Beilagen K1 – 27/1
Briefe von Heinrich Schreiber aus Meersburg, K1 – 27/2.

Stadtarchiv Meersburg
Verlassenschaftsakte Franz Anton Mesmer, B Nr. 713.

Bibliographien

Schott, Heinz (1985): Bibliographie: Der Mesmerismus im Schrifttum des 20. Jahrhunderts (1900–1984). In: Heinz Schott (Hrsg.): Franz Anton Mesmer und die Geschichte des Mesmerismus, Stuttgart, S. 253–271.

Götz, Franziska (2014): Bibliographie der Veröffentlichungen zu Franz Anton Mesmer ab 1985, Marbach (Typokript).

Schriften von Mesmer

Mesmer, Franz Anton (1766): De planetarum influxu, Diss. Med., Universität Wien, URL: http://digital.slub-dresden.de/ppn348464770/3.

Mesmer, Franz Anton (1775): Schreiben an einen auswärtigen Arzt. In: Reuss, Fr. A. (1778): Sammlung der neuesten gedruckten und geschriebenen Nachrichten von Magnet-Curen, vorzüglich der Mesmerischen, Leipzig, S. 16–25.

Mesmer, Franz Anton (1778): Verschiedene Schreiben in: Reuss, Fr. A.: Sammlung der neuesten gedruckten und geschriebenen Nachrichten von Magnet-Curen, vorzüglich der Mesmerischen, Leipzig.

Mesmer, Franz Anton (1781): Abhandlung über die Entdeckung des thierischen Magnetismus, Karlsruhe, URL: http://goo.gl/r1K3cX.

Mesmer, Franz Anton (1783): Kurze Geschichte des thierischen Magnetismus bis April 1781, Karlsruhe, URL: http://goo.gl/923i7R.

Mesmer, Franz Anton (1814): Mesmerismus. Oder System der Wechselwirkungen, Theorie und Anwendung des thierischen Magnetismus als die allgemeine Heilkunde zur Erhaltung des Menschen, hg. von Karl Christian Wolfart, Berlin, URL: https://books.google.de/books?id=8hhJqJFojMsC.

Schriften von Mesmers Zeitgenossen und Bezugspersonen

Allgemeine deutsche Bibliothek (1775): hg. von Friedrich Nicolai, Berlin und Stettin, Band 27, URL: www.ub.uni-bielefeld.de/diglib/aufkl/adb/adb.htm.

Anonymus (1794): Merkwürdige Lebensgeschichte des Franz Xaver Messerschmidt, k.k. öffentlicher Lehrer der Bildhauerkunst. Herausgegeben von dem Verfasser der freimüthigen Briefe über Böhmens und Oestreichs Schaafzucht, Wien.

Reuss, Fr. A. (1778): Sammlung der neuesten gedruckten und geschriebenen Nachrichten von Magnet-Curen, vorzüglich der Mesmerischen, Leipzig.

Caullet de Veaumorel, M. (1785): Aphorismes de M. Mesmer, Dictés à l'assemblée des ses Elèves, Paris.

D'Eslon, Charles (1781): Beobachtungen über den thierischen Magnetismus, Karlsruhe.

Grimm, Friedrich Melchior (1812/1813): Correspondance Littéraire, Philosophique et Critique adressés à un Souverain D'Allemagne, 2. Aufl., Bde. 2,4–3,4, Paris.

Hölderlin, Friedrich (1954/1957): Sämtliche Werke, hg. von Friedrich Beißner und Adolf Beck (Stuttgarter Ausgabe), Bde. 3 und 6, Stuttgart.

Horaz (2011): Ars Poetica / Die Dichtkunst, Stuttgart.

Kant, Immanuel (1784): Beantwortung der Frage: Was ist Aufklärung? URL: www.gutenberg.org/files/30821/30821-h/30821-h.htm.

Kluge, Carl Alexander Ferdinand (1815): Versuch einer Darstellung des animalischen Magnetismus als Heilmittel, 2. Auflage, Berlin.

Osterwald, Peter von (1778): Schreiben des churbayrischen geheimen Raths, Herrn Peter von Osterwald in München, an Herrn G.F. Brander in Augsburg. In: Reuss, Fr. A.: Sammlung der neuesten gedruckten und geschriebenen Nachrichten von Magnet-Curen, vorzüglich der Mesmerischen, Leipzig, S. 150–171.

Paulet, Jean-Jacques (1784): L'Antimagnétisme ou origine, progrès, décadence, renouvellement et réfutation du Magnétisme Animal, London.

Puységur, A.M. J. Chastenet de (1809): Du Magnétisme Animal, consideré dans ses rapports avec diverses branches de la Physique générale, 2. Aufl, Paris.

Schiedermair, Ludwig (Hrsg.) (1914): Die Briefe W.A. Mozarts und seiner Familie. Erste kritische Gesamtausgabe, 4 Bände, München und Leipzig.

Sekundärliteratur zu Mesmer, zur Medizin- und Psychotherapiegeschichte

Artelt, Walter (1965): Der Mesmerismus in Berlin. Abhandlungen der Geistes- und Sozialwissenschaftlichen Klasse der Akademie der Wissenschaften und Literatur in Mainz, Jg. 1965, Nr. 6.

Bauer, Joachim (2006): Warum ich fühle, was du fühlst. Intuitive Kommunikation und das Geheimnis der Spiegelneurone, 11. Auflage, Hamburg.

Belting, Hans (2014): Faces. Eine Geschichte des Gesichts, 2. Aufl., München.

Blankenburg, Martin (1983): Der »thierische Magnetismus« in Deutschland. Nachrichten aus dem Zwischenreich. In: Robert Darnton: Der Mesmerismus und das Ende der Aufklärung in Frankreich, München/Wien, S. 191–228.

Darnton, Robert (1983): Der Mesmerismus und das Ende der Aufklärung in Frankreich, München/Wien.

Dörner, Klaus (1969): Bürger und Irre. Zur Sozialgeschichte und Wissenschaftssoziologie der Psychiatrie, Frankfurt a. M.

Ego, Anneliese (1991): »Animalischer Magnetismus« oder »Aufklärung«. Eine mentalitätsgeschichtliche Studie zum Konflikt um ein Heilkonzept im 18. Jahrhundert (Epistemata – Würzburger Wissenschaftliche Schriften, Reihe Literaturwissenschaft, Band LXVIII), Würzburg.

Ellenberger, Henri F. (2005): Die Entdeckung des Unbewußten. Geschichte und Entwicklung der dynamischen Psychiatrie von den Anfängen bis zu Janet, Freud, Adler und Jung, Zürich.

Enselme, J. M. Berger (1966): Le baquet de Mesmer. In: Revue Lyonnaise de médecine 15, S. 909–920.

Fischer, Rotraut, Gerd Schrader, Gabriele Stumpp (1989): Natur nach Maß. Physiognomik zwischen Wissenschaft und Ästhetik, Marburg.

Florey, Ernst (1988): Franz Anton Mesmers magische Wissenschaft. In: Gereon Wolters (Hrsg.): Franz Anton Mesmer und der Mesmerismus. Wissenschaft, Scharlatanerie, Poesie (Konstanzer Bibliothek, Band 12), Konstanz, S. 11–40.

Florey, Ernst (1995): Ars Magnetica. Franz Anton Mesmer 1734–1815, Magier vom Bodensee, Konstanz.

Gruber, Jutta (2011): Angst und Faszination. Eine Neubewertung des Animalischen Magnetismus Franz Anton Mesmers, Berlin.

Hansmann, Margarethe (1957): Die Psychologie Franz Anton Mesmers. Gestaltanalytische Untersuchungen der Lehre F.A. Mesmers und ihrer Entwicklungsphasen, Diss. Phil., Karl-Franzens-Universität Graz.

Hansmann, Margarethe (1985): Mesmer in Wien. In: Schott, Heinz (Hrsg.): Franz Anton Mesmer und die Geschichte des Mesmerismus, Stuttgart, S. 51–67.

Kastner, Adolf (1999): Der »berühmte Herr Doct. Mesmer« am Bodensee. In: Franz Schwarzbauer (Hrsg.): Meersburg. Spaziergänge durch die Geschichte einer alten Stadt, Friedrichshafen.

Kerner, Justinus (1856): Franz Anton Mesmer aus Schwaben, Entdecker des thierischen Magnetismus, Frankfurt am Main.

Michler, Markwart (1974): Hufeland, Christoph Wilhelm. In: Neue Deutsche Biographie 10 (1974), S. 1–7, URL: http://www.deutschebiographie.de/ppn118554514.html.

Milt, Bernhard (1953): Franz Anton Mesmer und seine Beziehungen zur Schweiz. Magie und Heilkunde zu Lavaters Zeit, Zürich.

Müller-Jahncke, Wolf-Dieter (2001): Paracelsus. In: Neue Deutsche Biographie 20, S. 61–64, URL: http://www.deutsche-biographie.de/pnd11859169X.html.

Roth, Gerhard, Nicole Strüber (2014): Wie das Gehirn die Seele macht, Stuttgart.

Schott, Heinz (Hrsg.) (1985): Franz Anton Mesmer und die Geschichte des Mesmerismus. Beiträge zum Internationalen wissenschaftlichen Symposion anlässlich des 250. Geburtstages von Mesmer, 10. bis 13. Mai 1984 in Meersburg, Stuttgart.

Schott, Heinz (1986): Die »Strahlen« des Unbewußten – von Mesmer zu Freud. In: Freiburger Universitätsblätter, Heft 93, Freiburg.

Schott, Heinz (2014): Magie der Natur. Historische Variationen über ein Motiv der Heilkunst, 2 Bände, Aachen.

Sloterdijk, Peter (1985): Der Zauberbaum. Die Entstehung der Psychoanalyse im Jahr 1785, Frankfurt a. M.

Thuillier, Jean (1990): Die Entdeckung des Lebensfeuers. Franz Anton Mesmer. Eine Biographie, Wien und Darmstadt.

Tischner, Rudolf / Karl Bittel (1941): Mesmer und sein Problem, Stuttgart.

Treichler, Hans Peter (1988): Die magnetische Zeit. Alltag und Lebensgefühl im frühen 19. Jahrhundert, Zürich.

Vinchon, Jean (1999): Mesmer et son secret, Paris, Montreal.

Wohleb, Joseph Ludolph (1940): Franz Anton Mesmer. Biographischer Sachstandsbericht. In: Zeitschrift für die Geschichte des Oberrheins 92, S. 33–130.

Wolters, Gereon (Hrsg.) (1988): Franz Anton Mesmer und der Mesmerismus. Wissenschaft, Scharlatanerie, Poesie (Konstanzer Bibliothek, Band 12), Konstanz.

Wolters, Gereon (1988): Mesmer und sein Problem: Wissenschaftliche Rationalität. In: ders. (Hrsg.): Franz Anton Mesmer und der Mesmerismus. Wissenschaft, Scharlatanerie, Poesie (Konstanzer Bibliothek, Band 12), Konstanz, S. 121–137.

Zweig, Stefan (1931): Die Heilung durch den Geist. Mesmer, Mary Baker-Eddy, Freud, Leipzig.

Sekundärliteratur zu Zeitgenossen und zur Epoche

Alt, Peter-André (2000): Schiller. Leben – Werk – Zeit. Eine Biographie, 2 Bände, München.

Barkhoff, Jürgen (1995): Magnetische Fiktionen. Literarisierung des Mesmerismus in der Romantik, Stuttgart und Weimar.

Bauer, Gerhard (1990): Eberhard Gmelin, sein Konzept des »thierischen Magnetismus« und sein Einfluß auf Justinus Kerner. In: Heinz Schott (Hrsg.): Medizin und Romantik. Kerner als Arzt und Seelenforscher. In: Justinus Kerner. Jubiläumsband zum 200. Geburtstag, Teil 2, Weinberg, S. 224–231.

Bauer, Gerhard (1994): Eberhard Gmelin (1751–1809). Sein Leben und sein Werk. Ein Beitrag zum Quellenstudium des thierischen Magnetismus im deutschsprachigen Raum (Quellen und Forschungen zur Geschichte der Stadt Heilbronn, Band 4), Heilbronn.

Bertaux, Pierre (1980): Hölderlin und die Französische Revolution, 5. Aufl., Frankfurt a.M.

Bertaux, Pierre (1981): Friedrich Hölderlin, Frankfurt a. M.

Biermann, Werner (2008): »Der Traum meines ganzen Lebens«. Humboldts amerikanische Reise, Berlin.

Bled, Jean-Paul (2002): Wien. Residenz – Metropole – Hauptstadt, Wien, Köln, Weimar.

Braun, Karl-Heinz (2009): Heinrich Schreiber und Ignaz Heinrich von Wessenberg – Spätaufklärer. In: Achim Aurnhammer (Hrsg.): Poeten und Professoren: eine Literaturgeschichte Freiburgs in Portraits, Freiburg, S. 169–191.

Drees, Stefan (2009): »sphärenmusik« und »gräberton«. Zum Bedeutungsgefüge von Glasklängen. In: Neue Zeitschrift für Musik 5/2009, S. 25ff.

Deutsches Museum (1983): G.F. Brander 1713–1783. Wissenschaftliche Instrumente aus seiner Werkstatt, München.

Epple, Bruno (1992): Mozart und Mesmer. In: Allmende, Zeitschrift für Literatur 32/33, S. 38–49.

Fürst, Marion (2005): Maria Theresia Paradis. Mozarts berühmte Zeitgenossin, Köln, Weimar, Wien.

Galeries nationales du Grand Palais Paris (Hrsg.) (2008): Marie Antoinette, Ausstellungskatalog, 15. März bis 30. Juni 2008, Paris.

Graf, Friedrich Wilhelm (2007): Schreiber, Johann Nepomuk Heinrich. In: Neue Deutsche Biographie 23; S. 532–533, URL: http://www.deutsche-biographie.de/ppn118610694.

Gröber, Konrad (1904): Geschichte des Jesuitenkollegs und -Gymnasiums in Konstanz, Konstanz.

Hammermayer, Ludwig (1977): Kennedy, Ildephons. In: Neue Deutsche Biographie 11, S. 491–493, URL: http://www.deutsche-biographie.de/pnd116130393.html.

Hilpert, Daniel (2014): Magnetisches Erzählen. E.T.A. Hoffmanns Poetisierung des Mesmerismus, Freiburg i. Br., Berlin, Wien.

Horkheimer, Max / Theodor W. Adorno (1944/1986): Dialektik der Aufklärung, Frankfurt am Main.

Hug, Wolfgang (1998): Johann Heinrich Schreiber. Aufgeklärter Theologe und Geschichtsschreiber der Stadt Freiburg 1793–1872. In: Gerhard Taddey / Joachim Fischer (Hrsg.): Lebensbilder aus Baden-Württemberg, 19. Band, Stuttgart, S. 204–234.

Knubben, Thomas (2005): Friedrich Schiller oder Die Erfindung des Kulturmanagements. In: Siegfried Däschler-Seiler / Karlheinz Fingerhut (Hrsg.) (2005): Des Gesetzes Gespenst steht an der Könige Thron. Schiller 2005. Ein literarisch-pädagogischer Spaziergang in Ludwigsburg, Freiburg i.Br., S. 155–177.

Kollak, Ingrid (1997): Literatur und Hypnose. Der Mesmerismus und sein Einfluß auf die Literatur des 19. Jahrhunderts., Frankfurt/ Main und New York.

Krapf, Michael (Hrsg.) (2002): Franz Xaver Messerschmidt, 1736–1783, Ostfildern-Ruit.

Kuhn, Elmar (o.J.): Jesuitenkolleg Konstanz – Geschichte. In: Klöster in Baden-Württemberg. URL: http://www.kloester-bw.de/klostertexte.

Lorenz, Sönke / Jürgen Michael Schmidt (Hrsg.) (2004): Wider alle Hexerei und Teufelswerk. Die europäische Hexenverfolgung und ihre Auswirkungen auf Südwestdeutschland, Ostfildern.

Meissner, Beate (1984): Die Heilmethode des Exorzisten Johann Joseph Gassner. Eine Urform der Psychotherapie? Diplomarbeit (masch.-schriftl.), Albert-Ludwigs-Universität Freiburg.

Meya, Jörg / Heinz Otto Sibum (1987): Das fünfte Element. Wirkungen und Deutungen der Elekrizität, Hamburg.

Midelfort, H.C. Erik (2005): Exorcism and Enlightenment. Johann Joseph Gassner and the Demons of Eighteenth-Century Germany, New Haven und London.

Müller, Siegfried (1986): Drei »Wunderheiler« aus dem Vorarlberger Oberland, Feldkirch.

Nipperdey, Thomas (1993): Deutsche Geschichte 1800–1866. Bürgerwelt und starker Staat, 6. Aufl., München.

Orel, Alfred (1951): Die Legende um Mozarts »Bastien und Bastienne«. In: Schweiz. Musikzeitung, 91. Jg., Nr. 4, S. 137–143.

Petz, Wolfgang (2013): Der letzte Hexenprozess im Reich. Der Fall der Anna Maria Schwägelin 1775 in der Fürstabtei Kempten; URN: urn:nbn:de:bvb:384-opus4-22833.

Pötzl-Malikova, Maria (1982): Franz Xaver Messerschmidt, Wien und München.

Pötzl-Malikova, Maria (1987): Zur Beziehung Franz Anton Mesmer – Franz Xaver Messerschmidt. Eine wiedergefundene Büste des berühmten Magnetiseurs. In: Wiener Jahrbuch für Kunstgeschichte, Band XL, Wien u.a., S. 257–267.

Safranski, Rüdiger (2004): Schiller oder Die Erfindung des deutschen Idealismus, Lizenzausgabe für die Bundeszentrale für politische Bildung, Bonn.

Schadewaldt, Wolfgang (1952): Das Bild der exzentrischen Bahn bei Hölderlin. In: Hölderlin-Jahrbuch 1952, S. 1–16.

Schmitz-Emans, Monika (2005): Magnetische Phantasien. Zur Bedeutung des Mesmerismus für Autoren der Romantik. In: Der Deutschunterricht, Heft 04/05.

Schott, Heinz (Hrsg.) (1990): Medizin und Romantik. Kerner als Arzt und Seelenforscher. In: Justinus Kerner, Jubiläumsband zum 200. Geburtstag, Teil 2, Weinsberg.

Schwaiger, Georg (1983): Dalberg, Karl Theodor Freiherr von (1744–1817). In: Erwin Gatz (Hrsg.): Die Bischöfe der deutschsprachigen Länder 1785/1803–1945. Ein biographisches Lexikon, Berlin, S. 110–113.

Teichmann, Jürgen (1982): Vom Bernstein zum Elektron. Eine Kurzgeschichte der Elektrizität mit 24 Bildern, hrsg. vom Deutschen Museum, München.

Teichmann, Jürgen (1996): Elektrizität. Elektrostatik, Galvanische Elemente, Elektromagnetismus, Mathematik und Atomismus, Elektron und Röntgenstrahlen, hrsg. vom Deutschen Museum, 3. Aufl., München.

Twain, Mark (2017): Die Nachricht von meinem Tod ist stark übertrieben. Meine letzten Geheimnisse, 2 Bde, Berlin.

Weitlauff, Manfred (1998): Osterwald, Peter von. In: Neue Deutsche Biographie 19, S. 622f.; URL: http://www.deutschebiographie.de/pnd100220851.html.

Weder, Katharina (2008): Kleists magnetische Poesie. Experimente des Mesmerismus, Göttingen.

Weder, Katharina (2010): Zum „Rapport" von Musik und Mesmerismus bei Jean Paul und E. T. A. Hoffmann. In: Jahrbuch der Jean-Paul-Gesellschaft 45, S. 121–138.

Zinner, Ernst (1955): Brander, Georg Friedrich, in: Neue Deutsche Biographie 2, S. 518; URL: http://www.deutsche-biographie.

MESMER CHRONOLOGIE

1734 Am 23. Mai Geburt in Iznang bei Radolfzell am Bodensee in der Herrschaft des Fürstbischofs von Konstanz als drittes Kind des Försters Anton Mesmer und der Maria Ursula Michel aus Meersburg.

1746–50 Besuch der Jesuitenschule in Konstanz.

1750–54 Studium der Philosophie und Theologie an der Jesuitenuniversität in Dillingen.

1754 Wechsel an die bayerische Landesuniversität Ingolstadt, Studium der Theologie und des Kanonischen Rechts, vermutlich Abschluss mit dem Doktor der Philosophie.

1759 Beginn des Studiums der Medizin an der Universität Wien, deren medizinische Fakultät eine große Zahl angesehener Ärzte und Professoren versammelt, die ihr Können insbesondere bei der Behandlung der kaiserlichen Familie unter Beweis stellen müssen.

1766 Am 27. Mai Promotion zum Doktor der Medizin in Wien mit der Dissertation *De planetarum influxu*. Mesmer hat mittlerweile 16 Jahre studiert und ist bereits 32 Jahre alt.

1768 Am 10. Januar Hochzeit im Stephansdom Wien mit der reichen Obristenwitwe Maria Anna von Bosch, Tochter des k.k. Feldapothekers von Eulenschenk. Die Familie zieht in das prachtvolle Anwesen der Eulenschenks in der Landstraße 261, wo Mesmer auch seine ärztliche Praxis einrichtet. Das Paar führt ein großes Haus, das zu einem beliebten Treffpunkt für Kunst und Wissenschaft wird. Neben Leopold und Wolfgang Amadé Mozart sind gelegentlich auch die Komponisten Joseph Haydn und Willibald Gluck zu Gast.

1770 Der gefeierte Bildhauer Franz Xaver Messerschmidt fertigt eine Portraitbüste von Mesmer.

1774 Mesmer entdeckt für sich neue Heilmethoden, die für sein weiteres Leben entscheidend werden und mit denen er Furore macht – die Heilung mittels Magnetismus. Die Wirkung des Magnetismus auf den menschlichen Körper war schon seit dem ausgehenden Mittelalter in medizinischen Fachbüchern diskutiert worden. Mesmer greift das Konzept auf, überträgt es in das Weltbild der Aufklärung und erreicht damit erstaunliche medizinische Erfolge. Sein erster bekannter Fall wird die Behandlung der Jungfer Franzel Oesterlin. Er nennt seine Entdeckung »Animalischen Magnetismus« und versteht darunter die Wirkung eines im ganzen Kosmos vorhandenen, als feinste Materie gedachten ›Fluidums‹.

Es soll alle Materien, organische wie anorganische durchdringen und auch Blockaden im menschlichen Körper, die insbesondere für nervliche Krankheiten verantwortlich seien, auflösen.

1775   Mesmer veröffentlicht seine »Entdeckung«, gerät dabei aber in einen Konflikt mit Kollegen. Auch die Berliner Akademie der Wissenschaften lehnt seine Theorie ab. Im Frühsommer ist er längere Zeit zu Behandlungszwecken in Ungarn. Beteiligung an der öffentlichen Auseinandersetzung um den Teufelsaustreiber und Geistheiler Johann Joseph Gaßner, der in Süddeutschland Tausende von Kranken durch exorzistische Riten zu heilen verspricht. Mesmer bereitet seinem Treiben ein Ende, indem er die gleichen Heilerfolge ohne Austreibung von vermeintlichen Teufeln erreicht. Nach einer Demonstration seiner Methode in München wird Mesmer am 28. November zum Mitglied der Kurbayerischen Akademie der Wissenschaften ernannt, die höchste akademische Ehre, die Mesmer zeitlebens erlangen sollte.

1777   Streit um die Behandlung der jungen blinden Pianistin Maria Theresie Paradis in Wien. Mesmer gelingt es, den Zustand der als unheilbar krank erachteten Patientin zu verbessern, erweckt aber Widerstand bei seinen ärztlichen Kollegen. Diese verwerfen seine Theorien und bezichtigen ihn des Betrugs.

1778   Mesmer zieht, ausgestattet mit einem Enpfehlungsschreiben des Staatskanzlers Fürst Kaunitz an den österreichischen Gesandten, nach Paris. Die Stadt nimmt ihn mit Interesse auf. Seine Behandlungsräume an der Place Vendome, später in Créteil und schließlich im Viertel St. Eustache werden von Patienten überrannt. Seine Bemühungen um Anerkennung bei der Pariser Akademie der Wissenschaften und bei der Königlichen medizinischen Gesellschaft scheitern. Er lernt im September aber den jungen Arzt Charles d'Eslon kennen, der zu einem seiner wichtigsten Anhänger und Schüler in Paris wird.

1779   Er veröffentlicht die *Mémoire sur la découverte du magnétisme animal*, die erste ausführliche Darstellung der Geschichte seiner Entdeckung und entwickelt dazu 27 Thesen. Die Schrift wird zwei Jahre später ins Deutsche übertragen und in Karlsruhe publiziert.

1780   Die medizinische Fakultät der Universität von Paris verhandelt am 18. September Mesmers Thesen. D'Eslon setzt sich für Mesmer ein und wird nach der Ablehnung des Konzeptes vorläufig aus derFakultät ausgeschlossen.

1781   Mesmer weist ein entgegenkommendes Angebot des Königs zurück. Am 29. März verfasst er einen impertinenten Brief an die Königin Marie-

Antoinette, in dem er droht, Frankreich zu verlassen, wenn er nicht die Anerkennung und Unterstützung bekommt, die er benötige und verdiene. Zur Rechtfertigung seiner Lehre und seiner Haltung veröffentlicht er die Schrift »Précis historique des faits relatifs au magnétisme animal jusques en avril 1781«. Auch sie wird 1783 ins Deutsche übersetzt und in Karlsruhe veröffentlicht. Im August reist er ein erstes Mal ins Kurbad Spa, das zu der Zeit zu den österreichischen Niederlanden gehört.

1782 Von Paris enttäuscht, eröffnet er im Juli in Spa mit Hilfe des Advokaten und früheren Patienten Nicola Bergasse ein Kurhaus. Sie entwickeln dort den Plan zu einer »Schule des Magnetismus« mit Klinik, Lehrinstitut und einer sie tragenden Gesellschaft auf der Basis von ausgegebenen Aktien.

1783 Die Gesellschaft und Lehranstalt wird unter der Bezeichnung »Société de l'Harmonie« gegründet. Die Gesellschafter zahlen hohe Beiträge, um von Mesmer unterrichtet und in das Geheimnis seiner Lehre eingeführt zu werden.

1784 Der König von Frankreich setzt zwei Kommissionen ein zur wissenschaftlichen Untersuchung des Animalischen Magnetismus unter Vorsitz von Benjamin Franklin. Die Kommissionen kommen nach viermonatiger Prüfung zu dem Schluss, dass sie zwar Zeugen der Wirkung einer großen Kraft geworden seien, die von dem Magnetiseur ausgegangen sei, dass sie aber keine physikalische Ursache hätten ausfindig machen können. Da das von Mesmer behauptete *Fluid* nicht existiere, sei es folglich auch ohne Nutzen. Ungeachtet des öffentlichen Bannurteils strömen die Patienten weiterhin zu Mesmer. Im Mai nimmt die »Société d'Harmonie« ihre Arbeit auf. Mesmer wird als ständiger Chef mit dem Recht des Vorsitzes in allen Versammlungen und Ausschüssen anerkannt. Die geheimen Unterrichtungen werden ohne seine Erlaubnis und gegen seinen Willen als *Aphorismes de Mesmer* in 344 Lehrsätzen veröffentlicht.

1785–90 Der Mesmerismus verbreitet sich über die Harmoniegesellschaften in ganz Frankreich und auch in den Kolonien. Mitte des Jahres 1785 gibt es bereits Zweiggesellschaften in Lyon, Bordeaux, Straßburg, St. Etienne und Saint Dominge. In Deutschland bilden sich Zentren in Karlsruhe, Heilbronn und Bremen. Mesmer ist viel unterwegs; er reist zu den Harmonischen Gesellschaften in der französischen Provinz, in die Schweiz (1787), nach Karlsruhe (1787 und 1788), an den Bodensee (1788); ungesichert hingegen sind Reisen nach Italien und England. Im Mai 1790 stirbt Mesmers Frau Maria Anna in Wien.

1791 Mesmer reist im Juli nach Wien, um nach dem Tod seiner Frau Hinterlassenschaftsangelegenheiten zu regeln. Er hat dort Kontakt zu Mitgliedern eines revolutionären Kreises.

1792 Er verlässt Wien im Juni und kehrt nach Paris zurück.

1793 Mesmer kommt im September erneut nach Wien, wird am 17. November wegen »bedenklichen Äußerungen in Bezug auf die Konstitution« festgenommen, am 9. Dezember aber, da sich der Verdacht nicht erhärtet hat, wieder freigelassen und aufgefordert, in die Gegend seines Geburtsortes abzureisen.

1794–99 Mesmer lässt sich zunächst in Wagenhausen bei Stein am Rhein nieder, wo er das Thurgauer Bürgerrecht erwirbt.

1799–1802 Mesmer kehrt nach Paris zurück. Er veröffentlicht 1799 die Schrift *Mémoire de F.A. Mesmer sur ses découvertes*; im Februar 1801 zieht er nach Versailles. Als Ausgleich für seine Verluste bei den französischen Staatsanleihen während der Revolution wird ihm von der französischen Regierung eine Pension von 3.000 Gulden im Jahr genehmigt.

1803–06 Mesmer lebt mit seiner aus Paris mitgebrachten Haushälterin Maria Anne Barchat zumeist in Riedetsweiler bei Meersburg.

1807–12 Er wechselt erneut den Wohnort, ist nun in Frauenfeld zu Hause, wo er sich ein Haus mietet.

1812 Der preußische Staatskanzler Carl August von Hardenberg setzt in Berlin eine Kommission zur Prüfung des Magnetismus unter Vorsitz des Chefarztes der Charité, Christoph Wilhelm Hufeland, ein. Als Berichterstatter wird Karl Christian Wolfart zu Mesmer nach Frauenfeld geschickt. Er erhält von Mesmer das auf Französisch verfasste Manuskript seiner gesammelten Erkenntnisse.

1813 Mesmer übersiedelt nach Konstanz in die spätere Hussenstraße 17.

1814 Er verfasst am 4. April sein Testament. Darin schreibt er: »Da ich im Leben kein Amt oder Titel geführt habe, so verlange ich wie ein jeder gemeiner Mann beerdigt zu werden; man wird sich erinnern, daß ich in mehreren Ländern als Wohltäter des Menschengeschlechtes allgemein mit Dankbarkeit geehrt war.« Im Sommer wohnt er wieder in Riedetsweiler; im Herbst zieht er schließlich nach Meersburg in eine Pfründnerstube im Spital. Im Dezember kann er dort seine letzte Schrift entgegennehmen: *Mesmerismus Oder System der Wechselwirkungen. Theorie und Anwendung des thierischen Magnetismus als die allgemeine Heilkunde zur Erhaltung des Menschen*, herausgegeben von Karl Christian Wolfart.

1815 Mesmer stirbt am 5. März nach einem Schlaganfall. Er wird auf dem Friedhof von Meersburg begraben.

1816 Die Preußische Kommission zur Prüfung des Magnetismus erkennt an, dass im Mesmerischen Magnetismus »eine bis jetzt in dieser Form nicht bekannte Einwirkung eines lebenden Individuums auf ein anders« existiert, »wodurch in letzterem eigentümliche und in dieser Kausalverbindung bis jetzt noch nicht bekannte Erscheinungen hervorgebracht werden.« Es »scheint ein physisches Agens dabei wirksam zu sein«, das »aber nicht durch allgemeine physische und chemische Reagentien sinnlich darzustellen« ist, »sondern nur in der Lebenssphäre des lebenden Organismus zu existieren« scheint.

INHALTSVERZEICHNIS

	Vorwort	5
1	Das Vermächtnis	11
2	Eine exzentrische Lebensbahn	21
3	Vom Einfluss der Planeten	27
4	Wien, Landstraße 261	36
5	Messerschmidt	42
6	Der erste Fall: Jungfer Oesterlin	53
7	Magnetkur und Elektrotherapie	59
8	Der zweite Fall: Die Austreibung des Teufels	68
9	Der dritte Fall: Peter von Osterwald	79
10	Das Baquet	85
11	Kosmische Harmonie	94
12	Der vierte Fall: Maria Theresia Paradis, 1784	102
13	Die Krise	114
14	Paris	120
15	Das Urteil von Paris	134
16	Irdische (Dis)Harmonie	142
17	Magnetischer Somnambulismus	150
18	Der letzte Fall	156
19	Die Anerkennung in Berlin	166
20	Die Erkundung der dunklen Seite des Mondes	175

Anhang
Nachweis der Zitate 186
Bildnachweise 191
Literatur 193
Mesmer Chronologie 201